AF315793

ÉTUDES EXPÉRIMENTALES

SUR

LA RÉGÉNÉRATION

DES

TISSUS CARTILAGINEUX ET OSSEUX

ÉTUDES EXPÉRIMENTALES

SUR LA

RÉGÉNÉRATION

DES

TISSUS CARTILAGINEUX ET OSSEUX

PAR

LE Dr H. PEYRAUD

Ancien interne des hôpitaux, Préparateur du Cours de physiologie,
Aide de clinique médicale, Aide d'anatomie à l'école de médecine de Bordeaux.
Membre de la Société des sciences physiques et naturelles,
Membre assistant de la Société médico-chirurgicale de la même ville,
Membre correspondant de la Société anatomique de Paris,

PARIS

VICTOR MASSON ET FILS,

PLACE DE L'ÉCOLE DE MÉDECINE

—

1869

DÉPÔT LÉGAL
7101
1869
BIBLIOTHÈQUE IMPÉRIALE

INTRODUCTION

Sous les inspirations de mon maître et ami, M. le
professeur Oré, de Bordeaux, j'avais recueilli, dans le
but d'en faire le sujet d'un mémoire, un certain nombre
d'observations d'évidement des os. Je m'aperçus bientôt
que la connaissance de l'ostéogénie périostique devenait
pour moi le point capital de cette étude. Ce fut alors que
je pris la résolution de diriger mes recherches vers cette
question. Mais j'avoue qu'en présence des ouvrages si
importants et si complets de MM. Ollier et Sédillot mon
courage avait faibli. Je trouvai cependant dans ces ouvrages une lacune, qu'il me parut important de combler :
c'était l'étude physiologique du périoste à l'état de périchondre. Cette membrane me semblait devoir remplir,
vis-à-vis du tissu cartilagineux, des fonctions analogues
à celles du périoste pour le tissu osseux : je pensais que
dans la régénération du cartilage, le périchondre devait
jouir des mêmes propriétés que le périoste dans la régénération des os. Je fus découragé cependant lorsque
j'appris que MM. Broca, Kœlliker et beaucoup d'autres
niaient la régénération des cartilages; malgré cela, je ne
pouvais me résoudre à admettre qu'un tissu vivant, que
je croyais pouvoir considérer comme un état transitoire
de l'os, ne fût pas susceptible de se régénérer, lorsque
l'os lui-même se régénère.

Cette anomalie me paraissait d'autant plus incompré-
hensible, que l'anatomie normale et pathologique me

démontraient une prolifération relativement abondante des éléments du cartilage.

Je résolus dès lors d'étudier la faculté régénératrice du tissu cartilagineux et les fonctions du périchondre dans sa régénération, comme on avait étudié déjà la régénération du tissu osseux et l'action du périoste.

Ce fut au mois d'août 1868 que je commençai mes expériences : j'étais à la campagne et dans d'excellentes conditions pour avoir des régénérations si elles étaient possibles. Privé d'instruments nécessaires pour en vérifier l'existence sur de simples sections, je me décidai à faire des résections d'une étendue assez considérable, pour pouvoir juger des résultats à l'œil nu. Je pratiquai chez les lapins d'abord plusieurs résections sous-périchondriques de cartilages costaux, et d'autres sans conserver cette membrane : je pus m'assurer que, dans le premier cas, il se formait un tissu résistant, assez solide, pour maintenir la côte dans sa position normale ; tandis que dans le second, la solution de continuité n'était comblée que par un tissu mou, ressemblant par son aspect et sa consistance à du tissu fibreux. Ces expériences furent répétées sur des chiens ; et au mois de janvier 1869, l'examen microscopique d'une pièce recueillie trois mois après l'expérience, sur un de ces animaux âgé de 6 mois, me permit de constater l'existence d'un tissu cartilagineux régénéré : j'avais enlevé 4 centimètres de cartilage et les 4 centimètres étaient reproduits, ce qui a, du reste, été vérifié dans une des séances de la Société de biologie. L'examen histologique des autres pièces que j'avais conservées en les faisant sécher, me permit de constater que, là où j'avais laissé le périchondre, la reproduction était complète, qu'elle était nulle au contraire dans les résections où je l'avais enlevé.

M. Legros avait fait en 1867 des expériences sur la régénération du tissu cartilagineux au moyen de sections de cartilages, soit articulaires, soit périchondriques, et avait obtenu des régénérations cicatricielles. Les faits que je présentais avaient un double intérêt scientifique. Ils faisaient voir d'une façon évidente la reproduction du cartilage et l'action du périchondre dans sa régénération.

Dans un de ceux-ci que je décris (expérience XXX) et dont je donne le dessin (pl. II, fig. 2), on pouvait juger de l'action comparative des bouts du cartilage ancien et du périchondre dans ces reproductions.

En rapprochant ces faits de régénération du tissu cartilagineux par le périchondre, des faits de régénération du tissu osseux par le périoste, on aurait pu conclure à *une spécificité relative* de ces deux membranes; mais, avant d'arriver à des conclusions, je crus utile de répéter et de varier mes expériences.

Le résultat de mes recherches sur ce sujet fait l'objet de ce travail. Peu confiant dans mes propres connaissances histologiques, j'ai toujours eu soin de faire vérifier les faits que je rapporte, par les micrographes les plus distingués. Je dois dire, en les remerciant, que MM. Vulpian, Cornil, Ranvier, Muron, Legros, Liouville m'ont souvent aidé dans ces examens.

Qu'il me soit permis de témoigner ici toute ma reconnaissance à mes illustres maîtres, MM. Longet et Vulpian, pour la bienveillance et la sympathie qu'ils ont bien voulu me témoigner, soit en m'aidant de leurs précieux conseils, soit en mettant à ma disposition, dans leurs laboratoires, les moyens nécessaires à mes recherches.

Je manquerais à mon devoir, si je ne rendais hommage à l'accueil sympathique et à l'empressement avec lequel MM. Ollier (de Lyon), et Phillipeaux, m'ont fait part des nombreux faits qu'ils ont observés sur la question de l'ostéogénie périostique, la cicatrisation des cartilages, les transplantations de moelle et de périoste, etc.

Je diviserai ce travail en deux parties : la première comprendra *une étude expérimentale de la régénération du tissu cartilagineux;* la seconde, *l'étude du rôle comparatif du périoste et du périchondre.*

PREMIÈRE PARTIE

ÉTUDE EXPÉRIMENTALE DE LA RÉGÉNÉRATION DU TISSU
CARTILAGINEUX.

CHAPITRE PREMIER.

DES RÉGÉNÉRATIONS EN GÉNÉRAL.

On appelle *régénération* la reproduction d'un tissu
enlevé. Nous dirons qu'un tissu se régénère lorsque,
dans une simple division, la cicatrice qui réunit les
lèvres de la plaie possède les éléments caractéristiques du
tissu divisé.

Les tissus peuvent se cicatriser sans se régénérer. Les
plaies de cartilages, par exemple, comme l'ont déjà démontré Redfern et M. Broca, sont susceptibles de se cicatriser et, d'après ces auteurs, la réunion s'opércrait par
du tissu fibreux ; mais elles ne se régénéreraient pas, car
ces auteurs n'ont pas trouvé dans ces cicatrices de tissu
cartilagineux.

*Les régénérations semblent se faire dans les tissus, en
raison directe de la faculté prolifératrice des éléments.* On
comprend pourquoi les éléments ne proliférant pas dans
tous les tissus avec la même facilité, leur faculté régénératrice soit différente.

Il est certaines conditions qui influent sur les régénérations : l'étendue du tissu divisé, l'âge, la nutrition, le
repos, le régime, les conditions hygiéniques, etc. Nous
nous contenterons d'en dire quelques mots :

1° *Étendue du tissu divisé*. - On sait avec quelle difficulté se cicatrisent les plaies étendues des différents tissus. Dans le tissu cartilagineux, par exemple, lorsqu'on ne conserve pas le périchondre, les solutions de continuité ne se régénèrent pas, si elles sont trop considérables. Dans de simples sections, au contraire, comme on pourra le voir dans nos expériences, la régénération est facile.

2° *Age*. — C'est en général chez les jeunes sujets que les régénérations réussissent le mieux. Cette condition semble tenir à la faculté prolifératrice des tissus à cette époque. Dans la vieillesse la prolifération se fait avec moins de facilité et la cicatrisation devient plus difficile. Je ne veux pour exemple de cette influence de l'âge que la consolidation des fractures chez les enfants et chez les vieillards.

3° *Nutrition*. — Plus un tissu prolifère, avons-nous dit, plus il se régénère facilement. *Toute cause qui favorise la nutrition d'un tissu, favorise aussi sa régénération.*

Les influences qui président à la nutrition des éléments sont de deux sortes : les premières sont le résultat de la constitution anatomique du tissu lui-même ; les secondes résident dans les conditions d'arrivée des matériaux nutritifs.

Tout être vivant reçoit du monde inorganisé ses matériaux de nutrition.

Si nous considérons les protozoaires, nous voyons que leur nutrition très-simple se fait presque d'une façon immédiate, c'est-à-dire que la matière inorganisée a à peine besoin d'être transformée pour être assimilée et rendue vivante.

Dans les êtres supérieurs les choses se compliquent davantage : les cellules, êtres vivants dont l'ensemble compose l'individu, se nourrissent en réalité comme l'être inférieur en absorbant directement dans le milieu où elles vivent les matériaux nécessaires à leur nutrition. Mais avant que ces matériaux n'arrivent au contact de l'élément, ils doivent subir une sorte de préparation destinée à rendre l'assimilation plus facile. Les matériaux empruntés au monde extérieur semblent s'organiser de plus en plus sous l'influence des phénomènes vitaux dus à la digestion, à l'absorption, à la circulation, à la respiration : ils deviennent de plus en plus vivants, si je puis m'exprimer ainsi, et constituent dès lors le plasma où l'élément va puiser sa nourriture. C'est donc uniquement ce plasma que nous devons considérer dans la nutrition des tissus. La circulation capillaire est un moyen d'arrivée des liquides plasmatiques aux éléments ; mais elle n'est pas à proprement parler indispensable à la nutrition des tissus. Chez l'embryon, au début, les éléments se nourrissent avec une très-grande facilité, leur prolifération est très-active et cependant il n'y a pas encore de système capillaire. Plus tard, la nutrition réclame l'existence de vaisseaux à mesure que les tissus s'accroissent et qu'une partie de leurs éléments s'éloigne, par cet accroissement, des centres de nutrition. La présence des vaisseaux ne fait donc que favoriser la nutrition et la régénération d'un tissu ; mais ils seront d'autant moins utiles que ce tissu, par sa constitution anatomique, se laissera plus facilement pénétrer par les liquides plasmatiques. Qu'un tissu soit mou, c'est-à-dire présente les signes d'une imprégnation facile, sa nutrition et sa prolifération seront très-actives. La moelle osseuse, par exemple, outre les capillaires qui y pénètrent en abondance, offre cette condition de mollesse, signe évident de cette imprégnation : de là sa prolifération abondante. Dans les cartilages, la prolifération a une certaine difficulté à se produire, parce que l'élément cellulaire est enveloppé d'une substance fondamentale dure, à travers laquelle les liquides pénètrent difficilement : aussi leur régénération semble-t-elle présenter quelquefois une certaine lenteur.

Nous considérerons donc uniquement comme cause de la nutrition et de la prolifération, la présence des liquides plasmatiques. Dans une plaie, bien que, dès le début, les vaisseaux ne se soient pas reformés, la nutrition est, malgré tout, abondante, car les liquides plasmatiques s'épanchent dès que les vaisseaux sont oblitérés. Voici comment on peut expliquer l'épanchement de ces liquides à la suite d'une solution de continuité. On sait que le premier phénomène est une hémorrhagie, s'il existe des vaisseaux dans le tissu divisé; mais bientôt des caillots s'étant formés dans les bouts vasculaires jusqu'aux anas-tomoses, l'hémorrhagie s'arrête. Le sang n'en arrive pas moins dans la partie située au delà de l'obstacle et là, rencontrant une cause d'arrêt, exerce sur les parois mêmes des vaisseaux, une tension dont le résultat est le passage des liquides dans les tissus voisins et comme conséquence une augmentation dans la nutrition de ces tissus.

L'existence de cette tension est évidente si l'on examine la circulation des capillaires sur la patte irritée d'une grenouille.

Dans des expériences faites par M. Hayem, nous avons

pu suivre toutes les phases décrites par Cohnheim ; nous avons vu des courants en sens contraires, signe évident d'un reflux du sang arrêté par un obstacle, des globules sanguins faire hernie à travers les parois des capillaires, puis s'épancher dans les tissus voisins.

Mais, si la tension a pour résultat, dans ces cas, le passage des globules rouges à travers les parois vasculaires, ne sommes-nous pas en droit de croire que des parties extrèmement ténues comme les liquides plasmatiques, doivent à plus forte raison passer en abondance dans les tissus environnants, les imbiber et augmenter leur nutrition. On peut saisir, d'après cela, toute l'influence que ces obstacles vasculaires peuvent avoir sur la prolifération des tissus et leur régénération. En sorte qu'on pourrait dire que tout obstacle dans la circulation des liquides nourriciers, tout en diminuant la nutrition dans la partie située au-dessous de l'obstacle, l'augmente dans la partie située au-dessus et favorise en ce point la prolifération et la régénération. Si nous considérons, par exemple, une plaie cutanée, les capillaires divisés s'oblitèrent, les éléments de la surface de la plaie sont privés de nutrition, et se gangrènent, puis la plaie se déterge ; mais les éléments situés au-dessus de l'obstacle subissent une nutrition plus abondante, prolifèrent, et fournissent les matériaux de la régénération. On dirait, pour ainsi dire, que dans la lésion elle-même, semblent être placées les conditions de la réparation du tissu lésé.

Mais signalons, en passant, le rapprochement qui existe, au point de vue de ses causes, entre le développement primitif et ce développement secondaire qu'on appelle *régénération*.

Si nous jetons un coup d'œil d'ensemble sur l'accroissement des êtres supérieurs, nous voyons qu'à côté du tissu
qui se développe et s'accroît, un système circulatoire se développe aussi. Les artères, les veines, les capillaires ne se
forment pas tout d'un coup, et ce n'est que peu à peu que
le sang circule librement dans ce système. N'est-on pas en
droit de supposer que cet arrêt dans le passage du sang
détermine aussi bien dans le développement primitif que
dans le développement secondaire des tensions vasculaires dont le résultat est la prolifération et l'accroissement
du tissu? Dans les cartilages, par exemple, la terminaison
en cul-de-sac des vaisseaux, sans formation de système
capillaire ni anastomotique, et la tension qui résulte de
la difficulté qu'a le sang, pour trouver une issue, jointe
au peu de résistance de leurs parois embryonnaires, nous
semble une condition favorable à la nutrition et à l'accroissement du tissu cartilagineux.

D'un autre côté, on dirait que l'arrêt d'accroissement
des tissus est subordonné au développement complet de
l'appareil vasculaire; dans ce cas le courant sanguin ne
trouvant plus de résistance, passerait librement à travers le
système circulatoire. Il en résulterait des pressions moin-
dres contre les parois des vaisseaux et la nutrition serait
diminuée. En effet, à une certaine période de l'existence,
la prolifération est presque nulle, et les éléments acquièrent
une sorte de fixité. Il semble que ce soit sous cette influence
que se forme dans l'os la moelle adulte, par exemple. On
sait que les éléments médullaires à l'état fœtal au moment
de la naissance, subissent plus tard, à mesure que le tissu
médullaire s'organise de plus en plus, une sorte de dégé-
nérescence graisseuse. Ils se momifient, selon l'heureuse

expression de M. Ranvier, pour former la moelle adulte;
tout en cessant de proliférer, ils semblent être surpris en
quelque sorte dans leur développement par l'envahissement
graisseux et deviennent fixes. Mais que les vaisseaux de
l'os, par exemple, s'oblitèrent par une cause irritante : inflammation ou traumatisme, cette oblitération sera la cause
d'un épanchement de plasma qui, tout en tirant de leur
sommeil les éléments momifiés, leur permettra de proliférer et de reprendre le cours de leur existence pour ré-
parer le tissu lésé.

Si nous avons peut-être exagéré dans les hypothèses
que nous formulons, cette influence de la nutrition sur
l'élément, c'est que nous pensons qu'on n'y a pas assez
généralement insisté, soit dans l'étude du développement, soit dans celle de la régénération des tissus du
système osseux. Il semble qu'on ait envisagé les métamorphoses de la cellule, sans chercher à se rendre compte
des influences que la nutrition peut avoir soit sur la prolifération cellulaire et surtout sur l'existence des différents
états de la cellule du système osseux. Disons-le d'avance,
nous reviendrons souvent, dans ce travail, sur cette
question.

4° L'*hygiène* et le *régime*, en favorisant la nutrition de
l'individu, rentrent dans les conditions de cette nutrition.

5° *Repos*. — Le repos influe aussi sur les régénérations :
une fracture, par exemple, ne peut jamais se consolider
si l'on fait exercer des mouvements au membre, tandis
qu'il se produit un cal si le repos est absolu.

6° *Air*. — L'air empêche les régénérations en détermi-
nant le plus souvent la suppuration, condition mauvaise
pour la reproduction des tissus. Nous n'avons pas besoin

de rappeler que les plaies sous-cutanées, les fractures simples guérissent et se régénèrent beaucoup plus rapidement. C'est sur cette donnée que reposent un grand nombre de méthodes chirurgicales.

Nous n'insisterons pas davantage sur les causes favorables ou défavorables aux régénérations; on les trouve signalées dans tous les traités de physiologie expérimentale.

Avant d'entrer dans l'étude de cette première partie, *la régénération du tissu cartilagineux*, nous désirons rappeler les noms illustres qui se rattachent à l'histoire des régénérations en général.

Tout le monde connaît les magnifiques expériences de Tremblay sur les régénérations chez l'hydre d'eau douce, les travaux de Dugès chez les planaires; la régénération des pattes de salamandre, de crustacés, sont des faits vulgaires observés depuis longtemps.

M. Philipeaux, le premier, constata que les membres de la salamandre et ceux de l'axolotl ne se régénéraient qu'à la condition de laisser en place la base de ces membres. En enlevant par exemple le scapulum et la partie libre, il ne se faisait aucune régénération.

M. Philipeaux est encore le premier qui constata la régénération de la rate chez les animaux à sang chaud.

Celle des nerfs est un fait démontré depuis les recherches de Michaëlis, de Prévost, Meyer et Tiedemann. Schwann, Schiff, Steinruech, Vulpian, Philipeaux, Follin, Waller, etc.

Celle des os, depuis les travaux de Haller, Troja, Duhamel, Macdonal, Dupuytren, Heine, Flourens, Ollier, Sédillot, etc., etc.

Il ne restait plus qu'à prouver la régénération du tissu cartilagineux et des muscles : c'est ce que firent MM. Legros et Dubreuil ; l'un, en 1867, présenta à la Société de biologie, des preuves évidentes de la régénération des cartilages ; l'autre, en 1868, présenta à l'Académie des sciences (extrait des Comptes-rendus des séances de l'Académie des sciences, Paris, 1868, in-4°, t. LVXII) le résultat de ses expériences sur la reproduction du tissu musculaire.

Il est donc possible de dire, dans l'état actuel de nos connaissances, que tous les tissus sont susceptibles de se régénérer, et ceci paraît d'autant plus rationnel que tous sont susceptibles, comme nous l'avons dejà dit, de proli·férer.

CHAPITRE II.

DE LA RÉGÉNÉRATION DU TISSU CARTILAGINEUX.

Lorsqu'on considérait encore le tissu cartilagineux comme devant être placé parmi les corps inorganisés, il était généralement admis que la cicatrisation de ce tissu était impossible : on retrouvait en effet des plaies de cartilages qui au bout d'un temps très-long ne présentaient aucune trace de cicatrisation. Mondière, en 1850 (1), Redfern (2), et M. Broca (3), en 1851, démontrèrent la cica-

(1) Bulletin de la Société anatomique; 1850.
(2) Monthly Journal of medical Sciences. Edinburgh, 1851. On the Healing of Wounds in articular cartilages, etc.
(3) Bulletins de la Société anatomique; 1851.

trisation du tissu cartilagineux. Ce dernier présenta à la Société anatomique une série de pièces fort intéressantes qui rendait cette cicatrisation évidente. Quoique depuis, certains chirurgiens n'aient pu se résoudre à admettre la possibilité de cette cicatrisation, elle n'en reste pas moins un fait démontré. D'ailleurs, les nouvelles recherches de M. Ollier (de Lyon) viendraient, s'il en existait, dissiper tous les doutes sur cette question.

Voici comment s'exprime ce chirurgien dans son *Traité de la régénération des os* (chap. des plaies et fractures de cartilages, t. I, p. 233) :

« Nous sommes déjà bien loin de l'époque où l'on plaçait les cartilages parmi les corps non organisés. L'examen microscopique du tissu à l'état normal et les expérimentations physiologiques sur les animaux vivants ont fait disparaître toute incertitude sur ce point; les arguments qu'on invoquait pour ou contre, il y a trente ans, n'ont plus aucune valeur aujourd'hui. Mais quoique vivant au même titre que les autres tissus qui possèdent l'attribut le plus incontestable de la vitalité, la cellule, le cartilage n'en forme pas moins un tissu à part. Quelque nombreuses que soient ses cellules, quelque disposées qu'elles soient à proliférer dans des circonstances données, la nature de la substance intercellulaire donne au tissu qu'elle forme des propriétés spéciales : elle rend ce tissu difficilement irritable; elle empêche l'irritation de se propager aux cellules voisines; elle limite la prolifération et gêne tellement les propriétés végétatives des éléments cellulaires que la cicatrisation des surfaces cartilagineuses est extrêmement difficile. Cette cicatrisation ne peut même s'opérer qu'à la faveur d'un tissu fibreux intermédiaire, venant du périchondre ou produit secondairement par la couche de cellules directement intéressée.

« Les expériences de Redfern, les observations de Broca, Mondière, sont venues mettre hors de doute le fait de la cicatrisation des cartilages ; mais cette cicatrisation n'en reste pas moins un processus spécial, réalisable seulement dans certaines conditions d'âge et de lieu qu'il importe de déterminer.

« On obtiendra des résultats tout à fait différents suivant qu'on expérimentera sur de jeunes sujets à une époque voisine de la naissance, ou bien sur des sujets avancés en âge : dans le premier cas, le cartilage se cica·trisera au bout d'un ou deux mois, tandis que, dans le second, au bout de ce temps, les lèvres de la plaie seront presque aussi nettes qu'au moment de l'expérience. Dans aucun cas nous n'avons trouvé de réunion immédiate du tissu cartilagineux : il y avait toujours une cicatrice fibreuse intermédiaire se rapprochant d'autant plus du tissu cartilagineux qu'il s'agissait d'un sujet plus jeune. Le processus est du reste différent selon qu'il s'agit de cartilages à périchondre ou de cartilages articulaires ; examinons ces deux variétés :

« 1° *Cicatrisation des cartilages à périchondre.*

« Dans les plaies des cartilages, c'est le périchondre qui joue le principal rôle ; qu'il s'ossifie ou qu'il reste fibreux, il forme une virole périphérique qui constitue le travail cicatriciel le plus important, au point de vue de la consolidation. »

Nous avons fait diverses expériences sur le cheval, le

mouton, le lapin ; voici nos principaux résultats sur les divers cartilages. Il y a d'abord une distinction à établir, selon que les cartilages s'ossifient dans la vieillesse (cartilages costaux) ou ne s'ossifient jamais (cartilages du nez, de l'oreille).

« Dans le premier cas, la cicatrice est souvent osseuse ; dans le second, nous n'avons jamais eu l'occasion de constater du tissu osseux en dehors de l'exception signalée à la page 184. » Il s'agit d'un lapin sur lequel M. Ollier a enlevé une portion de cet organe en respectant le périchondre. L'opération avait été laborieuse ; les bords de la plaie étaient irrégulièrement tailladés ; quelques parties étaient restées adhérentes au périchondre. Il n'y eut pas, à proprement parler, de régénération, ou du moins, s'il y en eut, elle ne fut pas clairement appréciable. Il resta comme un vide, là où le cartilage avait été enlevé ; mais tout autour existait un tissu bosselé, inégal et de consistance osseuse. L'examen microscopique y démontra une véritable ossification ; les ostéoplastes étaient parfaitement distincts.

« Les fractures des cartilages costaux, continue M. Ollier (p. 235), sont à peu près les seules qu'on observe chez l'homme et que l'on puisse reproduire chez les animaux ; nous avons essayé en vain de briser les cartilages de l'oreille et du nez, le tissu est trop flexible pour se fracturer ; nous n'avons pu qu'étudier les plaies par incision.

« A la suite des fractures de cartilages costaux, nous avons observé la virole osseuse extérieure due au périchondre : les bouts de cartilages restaient inactifs dans la consolidation de la fracture. Sur des fractures très-anciennes, et l'on en trouve un très-grand nombre sur les vieux chevaux, nous avons constaté l'absence de soudure osseuse des fragments, bien que le centre du cartilage fût ossifié. En faisant une coupe longitudinale, on aurait dit, au premier abord, que les fragments étaient soudés ; ils étaient réunis par un tissu brunâtre, d'apparence spongoïde ; mais au moindre effort on les séparait, et l'on voyait qu'ils étaient simplement juxtaposés et maintenus l'un contre l'autre par une couche sans consistance. Il n'y a donc pas de cal osseux intermédiaire.

« Après avoir pratiqué des incisions sur toute l'épaisseur des cartilages du nez et de la cloison chez les chevaux, nous avons constaté que le périchondre seul faisait les frais de la cicatrisation. Il avait bourgeonné au niveau de l'incision et on voyait dans l'intervalle des fragments une couche de tissu mou qui comblait cet espace. Au bout de cinq semaines, les bouts de l'incision des cartilages étaient un peu colorés en rouge, mais très-nets ; ils n'avaient pris aucune part à la cicatrisation.

« Nous avons sectionné les cartilages costaux sur de jeunes moutons ; les fragments se sont écartés après la section et se sont soudés isolément au tissu cellulaire voisin. Au bout de deux mois, nous les avons trouvés séparés par un intervalle de près d'un centimètre, comblé par une bande cellulo-fibreuse tenant au périchondre de chaque côté, mais ne s'implantant pas sur les sections cartilagineuses ; celles-ci n'avaient pas pris part à la cicatrisation. Ces diverses expériences démontrent que si le cartilage se cicatrise, c'est à la faveur du périchondre, c'est-à-dire au moyen des éléments conjonctifs qui n'ont pas la structure du tissu cartilagineux. »

« Cicatrisation des cartilages articulaires.

« Nous avons fait un grand nombre de plaies, incisions ou excisions sur les cartilages articulaires : tantôt nous limitions la solution de continuité au cartilage ; tantôt nous le dépassions plus ou moins profondément, de manière à intéresser l'épiphyse et le cartilage de conjugaison. Notre but principal était d'apprécier l'influence de ces diverses plaies sur l'accroissement de l'os. Mais signalons ici le processus cicatriciel dans ces différents cas.

« Chez les très-jeunes animaux, les plaies des cartilages articulaires se cicatrisent. On voit, au bout de deux ou trois mois, la surface articulaire parfaitement lisse ; l'incision est comblée, mais elle se reconnaît toujours à une couleur bleuâtre et à une dépression linéaire qui persiste à ce niveau. Cette dépression est due à ce que, en dehors des lèvres de la plaie, le cartilage s'est accru, pendant que la cicatrice est restée stationnaire. En examinant cette cicatrice au microscope, on voit qu'elle est composée d'un tissu fibroïde parsemé de quelques noyaux. Tout à fait entre les lèvres de la plaie, on observe, dans certains cas, des éléments plus gros qu'on reconnaît être des cavités de cartilage, en employant la réaction de la teinture d'iode. Mais ces cavités sont très-petites et manquent le plus souvent, de telle sorte que le tissu cicatriciel produit, selon Redfern (et nous nous rallions complétement à cette opinion), par les éléments contenus dans les cavités, ne subit pas la transformation cartilagineuse dans son ensemble ; ce n'est qu'autour de quelques éléments qu'une capsule se forme et qu'il se produit probablement de la cartilagéine.

« En pratiquant des incisions multiples sur le cartilage

articulaire d'un sujet très-jeune, on peut faire augmenter l'étendue et la masse de ce cartilage; ce qui prouve, même à l'œil nu, que ce tissu n'est pas absolument réfractaire aux irritations directes.

« Quand on intéresse le cartilage de conjugaison, il se forme une cicatrice fibreuse qui va de la surface articulaire à l'extrémité de l'incision ; il ne se forme pas même de tissu osseux dans la partie de l'incision qui traverse l'épiphyse. Au-dessous du cartilage de conjugaison, on trouve encore une cicatrice fibreuse ; les éléments cartilagineux semblent ne plus pouvoir subir le processus de l'ossification.

« L'accroissement de l'os n'en est pas moins notablement diminué, comme nous le verrons en temps et lieu ; mais c'est par un défaut des éléments cartilagineux, et non par ossification précoce.

« Nous avons fait des incisions aux cartilages de conjugaison, sans pénétrer par la cavité articulaire, et nous avons vu que la cicatrice restait fibreuse ; ceci prouve que ce n'est pas la synovie qui empêche la soudure des cartilages articulaires, mais la nature propre de leur tissu. De simples piqûres, de simples perforations ne produisent pas de désordres apparents, même nous avons reconnu, trois mois après, les traces des coups de poinçons par lesquels nous avions perforé un cartilage. Il y avait au microscope une perforation comme produite par un emporte-pièce. A ce sujet, nous rappellerons que pour activer la prolifération des cartilages de conjugaison, il faut les irriter indirectement par l'intermédiaire de l'os ou de la moelle, mais ne pas porter l'irritation sur leur propre tissu. »

Si j'ai cité tout au long ce chapitre, c'est dans le but de faire voir que si la cicatrisation des cartilages était déjà un fait démontré, leur régénération était au moins très-douteuse. Les observateurs qui s'étaient occupés de cette question, considéraient les cicatrices comme uniquement formées par du tissu fibreux. Il est vrai que M. Ollier dit, à propos de la cicatrisation des cartilages articulaires, que tout à fait contre les lèvres de la plaie, on observe, dans certains cas, des éléments plus gros qu'on reconnaîtra être des cavités de cartilage, en employant la ralliant de la teinture d'iode. Mais il ajoute que ces éléments manquent le plus souvent, de sorte que, se ralliant à l'opinion de Redfern, M. Ollier pense que le tissu cicatriciel, produit par les éléments contenus dans cette cavité, ne subit pas la transformation cartilagineuse.

Ce sont les recherches récentes de M. Charles Legros qui ont mis hors de doute la régénération du tissu cartilagineux. Ce physiologiste fit voir, en 1867, à la Société de biologie, sur des cartilages sectionnés, des régénérations complètes de leurs cicatrices. Nous avons pu examiner nous-mêmes quelques-unes de ses préparations et constater ses résultats.

Voici, du reste, une note que nous extrayons des mémoires de la Société de biologie dans laquelle M. Legros résume lui-même ses recherches :

« Chez l'homme et les mammifères qui s'en rapprochent le plus, on a admis la régénération de tous les tissus, en exceptant celle des muscles et des cartilages ; pour les muscles, je dois dire que je n'ai jamais réussi, de quelque manière que l'opération fût faite ; mais pour le cartilage, j'ai observé sa reproduction facile sur des animaux très-voisins de l'homme ; c'est d'abord sur un chien qui avait subi la trachéotomie que j'ai constaté la régénération de la trachée ; puis, sur l'oreille d'un lapin ; enfin, j'ai sectionné les cartilages articulaires, et j'ai vu la reproduction se faire.

« Voici comment je procédai pour les cartilages articulaires : je tirai un peu sur la peau pour la déplacer, et je plongeai un bistouri à lame très-étroite, dans la cavité articulaire ; puis, tournant le tranchant de l'instrument du côté du cartilage, j'incisai profondément ; après avoir retiré le bistouri, je laissai la peau reprendre sa place, le parallélisme était détruit, et j'avais tous les bénéfices d'une incision sous-cutanée; c'est à peine si les jours suivants il survenait un peu de gonflement.

« J'ai répété plusieurs fois cette expérience sur de jeunes chiens; au bout de 15 jours, on ne trouvait encore entre les fragments, que du tissu lamineux, développé ou en voie de développement. Mais dans la troisième semaine, apparaissaient les chondroplastes embryonnaires ; à mesure que ces derniers se multipliaient et augmentaient de volume, le tissu lamineux disparaissait. Lorsque par hasard la suppuration se déclarait, il y avait cicatrice fibreuse et absence de cartilages.

« J'ai montré également des cartilages articulaires de chiens et les cartilages de l'oreille du lapin en voie de reproduction. »

Puis, M. Legros conclut que le tissu cartilagineux peut se régénérer chez les animaux très-voisins de l'homme et probablement chez l'homme, malgré l'opinion de la plupart des auteurs. (Kölliker, Broca). Kölliker, dans son *Traité d'histologie humaine* (nouvelle édition française 1868, traduction de M. Sée, page 88), écrit et souligne que « *les cartilages n'ont aucune aptitude à se régénérer et que leurs blessures ne se cicatrisent pas au moyen de substance cartilagineuse.*

Il suffit de lire les résultats que nous venons de citer et ceux qui feront l'objet de ce travail pour être convaincu du contraire.

Nous dirons même plus : le tissu cartilagineux, dans certaines conditions, comme on pourra le voir dans nos expériences, a une faculté régénératrice tellement considérable, qu'elle pourrait être rapprochée jusqu'à un certain point de celle du tissu osseux. C'est certainement un des tissus qui se régénèrent avec le plus de facilité, pourvu qu'il se trouve placé dans des conditions favorables.

Nous allons étudier dans cette partie, la régénération de ce tissu, surtout au point de vue de l'action du périchondre.

CHAPITRE III.

DES RÉGÉNÉRATIONS DU CARTILAGE A LA SUITE DE SECTIONS.

Nous citerons d'abord quelques expériences tendant à affirmer le fait énoncé par M. Legros, c'est-à dire que le tissu cartilagineux est susceptible de se régénérer. Elles consistent dans de simples sections de cartilages, soit articulaires soit périchondriques.

On sait avec quelle facilité ce tissu est susceptible de

proliférer dans certaines conditions pathologiques, sous l'influence de l'irritation par exemple ; il paraissait bizarre qu'il n'eût pas en même temps la propriété de se régénérer à la suite d'une plaie, cause irritante par excellence. Les faits que nous allons citer prouveront ce que nous avançons, mieux que toutes les considérations possibles. Aussi, passerons-nous immédiatement à la description de ces faits.

§ 1ᵉʳ. *Sections des cartilages articulaires.*

Expérience I.

Le 15 février 1869, par une incision sous-cutanée, nous introduisons dans l'articulation tibio-tarsienne droite d'un chien de deux mois, un bistouri à lame étroite, puis, retournant ce bistouri, nous incisons le cartilage d'encroûtement du tibia. Après l'opération, l'animal ne présente qu'un peu de roideur articulaire et un léger gonflement qui bientôt disparaît.

Un mois après, nous examinons l'incision. La cicatrisation est tellement complète qu'il ne reste comme trace de la partie divisée qu'une ligne cicatricielle peu apparente et visible seulement à contre-jour. Je dois dire que toutes les précautions avaient été prises dans l'ouverture de l'articulation pour qu'il n'y eût pas de causes d'erreur. Une coupe transversale et mince de la cicatrice, étudiée au microscope, nous donne l'assurance que cette cicatrice est presque uniquement formée de chondroplastes petits, allongés, assez rapprochés les uns des autres et présentant l'apparence du cartilage fœtal ; çà et là dans le milieu de la cicatrice, on trouve une substance fondamentale fibroïde ; entre ces fibres entre croisées en tous sens, sont logés de nombreux chondroplastes. Sur les bords de la cicatrice, on remarque des capsules probablement anciennes qui contiennent plusieurs capsules secondaires, trace évidente d'une prolifération en ce point.

EXPÉRIENCE II.

Dans cette expérience, qui diffère peu de la précédente, la reproduction était encore plus complète.

Elle fut pratiquée sur un chien de 6 mois, dans l'articulation tibio-tarsienne gauche, sur la surface articulaire de l'astragale, le 18 février.

Le 26 juin, à l'examen de cette surface articulaire, on retrouvait la trace de deux cicatrices : le lieu de la première se reconnaissait à un point jaunâtre ayant une certaine dureté ; la solution de continuité, examinée au microscope, était comblée par un tissu cicatriciel fibroïde où se trouvaient de rares cellules qui ressemblaient aux éléments cartilagineux. Sur les bords de la plaie les capsules étaient calcifiées. La seconde cicatrice, qu'on n'apercevait qu'à contre-jour, présentait les traces d'une régénération très-complète ; la substance fibroïde était presque entièrement envahie par les chondroplastes Sur les bords de la plaie se trouvaient des capsules en voie de prolifération comme dans l'expérience n° 1.

EXPÉRIENCE III.

Le 2 mars, M. Legros pratiqua lui-même dans l'articulation du genou gauche d'un de nos chiens, âgé de

3 mois environ, une sorte d'abrasion articulaire. Le gonflement fut assez considérable, et l'animal boita quelques jours.

Le 12 avril, nous examinâmes les surfaces articulaires : on y trouvait une plaie siégeant sur la partie déclive du condyle externe. Elle se présentait sous l'aspect d'une lamelle de cartilage, de 5 à 6 centimètres environ de largeur sur 1 millimètre d'épaisseur, tenant par sa base au reste du cartilage articulaire. A l'œil nu, on aurait dit que la plaie venait d'être faite : il n'y avait pas de trace de cicatrisation. Nous fîmes des coupes transversales dans toute l'étendue de la solution de continuité ; mais l'étude microscopique ne nous permit d'y constater aucune reproduction, pas même un tissu fibroïde.

Expérience IV.

Le 2 mars, sur le même chien, voulant faire une abrasion dans l'articulation tibio-tarsienne droite, sur la surface articulaire du tibia, nous irritâmes fortement cette surface ; il n'y eut pas, malgré cela, de suppuration apparente. Nous avions pénétré dans l'articulation par une ponction sous-cutanée. L'animal boita pendant plusieurs jours, sans que le gonflement parût considérable. Puis tout rentra dans l'ordre.

A l'examen de cette articulation, le 12 avril, on n'y pouvait constater ni pus ni liquide. Sur le milieu du cartilage d'encroûtement, au point où le cartilage est le moins épais, se trouvait une tache dure, opaque, jaunâtre : nous crûmes à une ossification. Nous essayâmes d'examiner les petites plaies que nous avions dû produire en ce point, mais il était difficile de faire des coupes, à cause de la dureté et de la fragilité du tissu. Tout ce que l'on pouvait reconnaître en examinant quelques parcelles de cette substance dure c'est qu'elle était formée de capsules calcifiées.

§ 2. — *Section des narines ; régénération des cartilages du nez.*

Expérience V.

Incision de la narine gauche d'un chien de 2 mois, le 15 février.

Examen un mois et demi après : le lieu de l'incision se reconnaît à une ligne cicatricielle blanchâtre, tranchant sur la couleur noire des téguments du nez. L'animal est sacrifié et le cartilage nasal est dépouillé de ses parties molles. On fait sécher en l'étendant sur une plaque de liége la portion de cartilage où siége la cicatrice ; et de nombreuses coupes faites dans toute sa longueur permettent d'étudier sa nature.

Le tissu cicatriciel, qui se rapproche du rebord libre de la narine, est fibreux : en ce point, les bords divisés sont assez écartés. Vers le milieu de la ligne cicatricielle, la régénération devient très-apparente et en même temps les surfaces de section se rapprochent davantage. Elles affectent, l'une par rapport à l'autre, une disposition spéciale sur laquelle je désire fixer l'attention, car j'ai eu l'occasion de l'observer à la suite des sections des cartilages du nez, de l'oreille, ou même de résections partielles de ces derniers. Voici en quoi elle consiste : en général, les bords de la plaie cartilagineuse chevauchent l'un sur l'autre ; autrement dit, ils subissent un déplacement en vertu duquel un des fragments se place dans un plan différent de l'autre. Dans ce cas, on pourrait croire que la régénération va se diriger parallèlement au plan du fragment d'où elle part. Au contraire, elle décrit une ligne oblique qui va d'un bout vers l'autre, et, lors même que la régénération n'existe que dans le milieu de la cicatrice, comme cela arrive après certaines résections sous-périchondriques des cartilages de l'oreille que nous citerons plus loin, cette nouvelle production prend toujours une disposition obli- que ; un de ses bords, regardant le bout ancien situé au-dessus, l'autre le bout situé au-dessous.

C'est ainsi que se trouvait placée la partie régénérée dans l'expérience que nous citons.

A mesure qu'on se rapprochait de plus en plus de l'angle de l'ancienne plaie, le déplacement était moins considérable et la régénération du tissu plus complète. La substance fibroïde, peu abondante, se présentait sous l'aspect de quelques rares fibres dont les unes partaient des bords de la solution et d'autres suivaient une direc- tion perpendiculaire à celles-ci. Au milieu de tout cela existaient de nouveaux chondroplastes ayant toujours l'apparence du cartilage fœtal et d'autant plus nombreux qu'on se rapprochait davantage des bords de la solution.

EXPÉRIENCE VI.

Le 2 mars, section de la narine droite d'un chien de 3 mois ; hémorrhagie légère, points de suture. Examen un mois après.

La régénération était incomplète : à part quelques chondroplastes qui se trouvaient sur les bords de la cicatrice, le reste de cette cicatrice n'était constituée que par un tissu fibroïde. Ici encore, l'ancien cartilage présentait au niveau de la partie divisée, des traces de prolifération : on y voyait des capsules mères contenant plusieurs capsules secondaires.

EXPÉRIENCE VII.

Le 12 mars, section de la narine droite sur un chien de 1 an.

Le 22 avril, la cicatrisation était complète et se reconnaissait, comme précédemment, à une ligne blanche cicatricielle.

L'étude histologique de cette cicatrice nous démontra l'existence de nombreux chondroplastes logés dans un tissu fibroïde. Vers le milieu de cette ligne cicatricielle existait, sur certaines coupes, une sorte de noyau mieux organisé formé par une accumulation de chondroplastes.

EXPÉRIENCE VIII.

Section de la narine droite d'un chien de trois mois.

Deux semaines après, j'examinai la solution de continuité. Elle n'était comblée que par un tissu fibroïde sans trace de cartilage.

EXPÉRIENCE IX.

Le 6 mars, sur un chien de 6 mois, section de la narine gauche. Hémorrhagie assez abondante.

Examen le 30 juin. La plaie était complétement cicatrisée et il ne fut possible de reconnaître la cicatrice qu'après avoir dépouillé la narine des parties molles et fait quelques coupes. On apercevait alors sur la continuité du cartilage du nez un point très-petit qui semblait être formé par du tissu fibreux. C'était évidemment là le point sectionné.

Des coupes faites à ce niveau nous démontrèrent, comme dans les expériences précédemment décrites, l'existence d'une portion régénérée unissant les deux bords de la plaie placés encore ici dans un plan différent l'un par rapport à l'autre. Des chondroplastes très-nombreux envahissaient le tissu fibroïde, relativement peu abondant, et la partie régénérée semblait mieux organisée que dans les cas précédents.

§ 3. *De la régénération des cartilages de l'oreille.*

La régénération de ces cartilages semble tout aussi facile que celle des autres, comme on pourra le voir dans les expériences que nous allons citer. Des parties réséquées se régénèrent, pourvu que l'on conserve le périchondre.

Expérience X.

Le 18 février, nous transperçâmes l'oreille droite d'un chien âgé de 6 mois environ; puis, avec le tranchant du bistouri, nous agrandîmes l'ouverture de manière à avoir une plaie de 3 à 4 centimètres d'étendue. Il y eut un peu d'hémorrhagie.

Le 28 juin, la solution de continuité se reconnaissait à l'existence d'un cordon fibreux assez dur. L'animal fut sacrifié, et nous fîmes plusieurs coupes, dans toute l'étendue de ce cordon cicatrisé. Voici ce que l'on constatait :

les deux bords du cartilage n'étaient pas dans le même plan ; entre eux se trouvait placée une portion fibro-cartilagineuse de tissu nouveau de l'épaisseur des cartilages anciens, se dirigeant obliquement de l'un vers l'autre. Dans cette portion régénérée, les capsules étaient arrondies et non allongées comme dans le cartilage fœtal ; elles étaient mélangées à une très-petite quantité de tissu fibroïde. La portion régénérée était uniforme et ne présentait pas, comme nous avons pu l'observer déjà, des points où les capsules fussent plus serrées et plus abondantes.

Expérience XI.

Je ne fais que citer cette expérience : Incision de l'oreille droite d'un chien de deux mois faite de la même façon que précédemment.

Six semaines après, la cicatrice est formée d'un tissu fibroïde dans lequel se trouvaient toujours de nombreux chondroplastes.

On a vu, dans toutes les expériences que nous venons de citer, que les plaies de cartilage sont susceptibles de se régénérer. L'expérience qui va suivre nous permettra de faire entrevoir l'action du périchondre dans la régénération des cartilages réséqués, étude qui fera l'objet principal du chapitre suivant.

Expérience XII.

Résection d'un cartilage de l'oreille, en conservant le périchondre. — Reproduction d'une lame cartilagineuse médiane séparée uniquement par du tissu fibreux des bords de l'ancien cartilage (pl. III, fig. 4).

Le 16 février, nous fîmes une incision à la partie in_

terne de l'oreille d'un chien âgé de 3 mois; le périchondre
fut décollé dans une certaine étendue, et sans toucher à
la peau du côté opposé, nous réséquâmes une languette
de fibro-cartilage de 8 millimètres de long sur 3 millimètres de large. La plaie suturée guérit par première
intention.

Trois mois après, la solution de continuité était comblée par un tissu peu résistant qui ressemblait à du tissu
fibreux.

L'animal fut sacrifié. Nous fîmes alors des coupes transversales comprenant toute la largeur de la portion régénérée. Il existait sur ces coupes une lamelle cartilagineuse
médiane et régénérée offrant l'épaisseur du cartilage ancien; elle était séparée des bords de la résection par un
tissu fibroïde dans lequel il était impossible de découvrir
un seul chondroplaste; ces bords étaient encore ici dans
un plan différent et affectaient l'un, par rapport à l'autre,
une disposition oblique. La lamelle se trouvait placée
dans la direction de cette ligne oblique.

On voit dans cette expérience que les bords du cartilage
ancien semblent avoir eu une action à peu près nulle dans la
régénération de cette lamelle, puisqu'un tissu fibreux sans
chondroplastes les en sépare. Il est donc naturel de penser
que le périchondre est ici la source de cette régénération.
L'action de cette membrane fera, comme nous l'avons dit
déjà, le principal objet du chapitre suivant.

Expérience XIII.

Dans cette expérience, que nous énoncerons seulement,
où nous avions réséqué une certaine étendue d'un carti-

lage de l'oreille d'un jeune chien, la plaie s'est ulcérée et la reproduction n'a pas eu lieu.

§ 4. *Sections des cartilages costaux.*

Les sections des cartilages costaux se cicatrisent aussi par du tissu cartilagineux, pourvu que le déplacement des fragments ne soit pas trop considérable.

Dans le cas où ce déplacement est étendu, comme dans une expérience que nous allons citer, c'est du tissu fibreux que l'on rencontre entre la solution de continuité. Nous avons fait toutes nos sections sur des animaux jeunes. A la suite d'une plaie longitudinale, la solution de continuité était comblée par une substance fibroïde, dans laquelle se trouvaient une infinité de chondroplastes à l'état fœtal. Dans les fractures chez les jeunes sujets, le cal est cartilagineux ; nous reviendrons sur ce point plus tard. Voici quelques expériences consistant dans de simples plaies transversales ou longitudinales.

Expérience XIV.

Le 15 février, après avoir divisé les parties molles jusqu'au périchondre, sur un chien de 2 mois environ, nous sectionnâmes transversalement un cartilage costal du côté droit. La plaie, réunie par des points de suture, fut recouverte de bitume de Judée et se cicatrisa bientôt. Un mois et demi après, l'animal mourut, probablement de faim. Malgré les mauvaises conditions dans lesquelles il s'était trouvé, la cicatrisation des bouts cartilagineux était complète et leurs fragments chevauchaient l'un sur l'autre, comme on peut le voir planche I, fig. 3.

Le bout interne se dirigeait en haut, l'externe en bas ;
ils étaient unis par une sorte de cal fibro-cartilagineux qui
s'implantait sur les surfaces de section : ce cal était constitué par des chondroplastes fœtaux mélangés à un tissu
fibroïde comme dans les régénérations des autres cartilages ; point de tissu osseux, ni sous le périchondre, ni
entre les fragments.

Expérience XV.

Le 3 février, sur un chien âgé de 6 mois, section d'un
cartilage costal du côté gauche.

Cette section avait été pratiquée vers l'extrémité d'un
cartilage flottant. A l'examen de la pièce, cinq mois après,
on pouvait constater un déplacement considérable entre
les deux surfaces de section ; l'extrémité flottante avait
une direction verticale par rapport à l'axe de la côte,
de telle sorte qu'une des surfaces de section regardait en
bas tandis que l'autre regardait en dedans. Les deux fragments, distants l'un de l'autre de 1 centimètre environ,
étaient réunis par une substance fibreuse au milieu de
laquelle on ne trouvait aucune trace de régénération. A
l'extrémité sectionnée de la portion de cartilage adhérent
à la côte se trouvait une petite tige cartilagineuse de
nouvelle formation, qui s'unissait d'une part, à angle
droit, au bout réséqué, et de l'autre plongeait dans
cette masse fibreuse intermédiaire en suivant une direction parallèle à la direction du bout flottant.

On voit dans cette expérience une tendance à la régénération puisque l'extrémité adhérente à la côte a proliféré ; mais entre les deux fragments pas de réunion fibro-
cartilagineuse.

Peyraud.   4

Expérience XVI.

Plaie longitudinale d'un cartilage costal gauche sur un jeune chien.

Un mois et demi après, les lèvres de la plaie sont réunies par du tissu d'apparence fibreuse, avec un grand nombre de chondroplastes ; les capsules des bords de la solution de continuité présentent des traces de prolifération et contiennent plusieurs capsules secondaires.

Si j'ai cité un aussi grand nombre d'expériences, c'est pour montrer que les faits avancés par M. Legros, en 1867, sont parfaitement exacts. Le tissu cartilagineux a bien la propriété de se régénérer comme les autres tissus, pourvu que la solution de continuité ne soit pas trop considérable et qu'il soit placé dans des conditions suffisantes de nutrition. Mais d'où viennent ces régénérations et sont-elles dues à l'activité prolifératrice de l'ancien tissu ?

Si l'on considère, comme nous l'avons déjà fait plusieurs fois, que sur les bords de la solution de continuité il existe des capsules mères remplies de plusieurs capsules secondaires, que d'un autre côté les éléments nouveaux placés dans le tissu fibroïde cicatriciel, présentent en général les caractères des chondroplastes fœtaux, on arrive nécessairement à penser que ces éléments nouveaux viennent des anciennes capsules.

Dans les plaies de cartilage, comme dans toute plaie, il se fait un épanchement de liquide qui vient combler momentanément la perte de substance. Ce liquide plasmatique semble se coaguler et former une sorte de

cicatrice provisoire fibroïde ; plus tard sur les bords
de la plaie, les éléments irrités prolifèrent et leurs éléments jeunes viennent s'épancher au milieu de cette
substance fibroïde provisoire, qui disparaît à mesure que
les cellules y deviennent plus abondantes. Les conditions
de régénération paraissent être les mêmes que celles que
nous avons signalées à propos de la régénération des
tissus en général.

Les plaies de cartilage se régénèrent, comme nous
l'avons fait observer, d'autant plus difficilement que la
solution de continuité est plus étendue ; c'est surtout
chez les jeunes sujets que les régénérations sont plus
faciles. Pour ce qui est des conditions de nutrition, nous
avons dit déjà, que la densité de la substance fondamentale du cartilage est une cause défavorable à l'imbibition
des éléments de ce tissu, et à leur nutrition ; il en résulte
dans ce cas une prolifération et par suite une régénération moins active.

D'un autre côté, la nutrition du cartilage est en rapport avec la facilité d'arrivée des liquides nutritifs. Dans
les cartilages permanents de l'adulte, par exemple, la
régénération est très-difficile, tandis qu'elle est d'autant
plus rapide que les sujets sont plus jeunes. Outre que cette
différence pourrait avoir pour cause l'accroissement
même du cartilage pendant la première période de la vie,
elle semble due, d'une part, à l'absence de vaisseaux
dans les cartilages de l'adulte, d'autre part, à la présence
de ces mêmes vaisseaux chez les jeunes sujets à mesure
qu'on se rapproche de la naissance.

La présence de canaux plasmatiques dans l'intérieur
même du tissu cartilagineux serait encore une cause favo-

rable à la nutrition de ce tissu. Virchow (1) pense, en effet, qu'il existe dans ce tissu une sorte de circulation plasmatique qui s'effectuerait, selon lui, par un système canaliculaire suppléant, le système des *vasa serosa* des anciens. Hüter a démontré, dans ces derniers temps (2), par des injections de nitrate d'argent, l'existence de canaux plasmatiques dans les cartilages.

Dans le cartilage rivulé, il nous a semblé que les espaces intercolonnaires étaient le lieu d'une sorte de circulation qui se dirigerait du cartilage vers l'os. A la limite de la couche rivulée, on voit des vaisseaux terminés en cul-de-sac du côté de l'os. A l'extrémité de ces culs-de-sac semblent faire suite des espaces intercolonnaires, plus larges que les autres qui paraissent eux-mêmes être influencés dans leur forme et dans leur étendue par la présence de ces bouts vasculaires. Il m'a semblé de plus que cette substance molle, qui constitue la couche rivulée, devenait de plus en plus dure à mesure qu'on s'éloignait de la mort de l'animal; de telle sorte que les liquides qui lui donnent cette mollesse pendant la vie ou immédiatement après la mort, sembleraient se coaguler.

De tout ce que nous venons de dire, bien qu'on ne puisse affirmer qu'il existe une circulation plasmatique dans l'intérieur même du cartilage, on peut au moins soupçonner l'existence de cette circulation, qui semble indispensable pour que les matériaux nutritifs arrivent aux éléments. Or, la division de ces canaux plasma-

(1) Pathologie cellulaire (traduction française de P. Picard, 3ᶜ éd., 1868, p. 77 et suiv.).

(2) Dictionnaire de médecine et de chirurgie pratiques, article *Cartilage* (Jaccoud).

tiques sous l'influence d'une plaie du cartilage, l'épanchement des liquides dans l'intérieur de la plaie, la coagulation de ces liquides sur le surface de section et l'arrêt de cette circulation plasmatique à ce niveau sembleraient faire rentrer la régénération du tissu cartilagineux dans les conditions de reproduction des tissus vasculaires que nous avons déjà exposées, c'est-à-dire un obstacle à la circulation et une accumulation de liquides nutritifs dans la partie située au delà de l'obstacle. Cette abondance de liquides deviendrait la cause de la nutrition plus grande des éléments et de leur prolifération.

Toute ce qui favorisera l'arrivée de ces liquides, augmentera la faculté régénératrice du tissu cartilagineux; c'est ainsi qu'agit le périchondre dans la régénération des cartilages. Mais il ne faut pas que dans ce tissu, la nutrition dépasse les limites d'une *nutrition modérée ;* car alors le cartilage s'ossifie ou se calcifie. L'expérience que nous avons déjà citée et dans laquelle nous avions fortement irrité un cartilage articulaire, celles dans lesquelles nous avons décrit la calcification des bords de la plaie. plusieurs autres que nous allons citer où nous verrons des bouts de cartilages réséqués, s'ossifier ou se calcifier, le fait que M. Ollier décrit (p. 184) dans son *Traité sur la régénération des os*, où l'irritation violente du cartilage de l'oreille a déterminé son ossification; enfin, les faits d'anatomie pathologique et la formation de vaisseaux dans les cartilages au moment de l'ossification, nous montrent suffisamment qu'une irritation trop grande. et une nutrition trop active, donnent naissance à l'ossification ou à la calcification du cartilage.

CHAPITRE IV.

DES FONCTIONS DU PÉRICHONDRE DANS LA RÉGÉNÉRATION DES CARTILAGES.

Les recherches suivantes présentent plus d'intérêt que les précédentes. Elles nous ont permis d'étudier l'action du périchondre dans les régénérations du tissu cartilagineux. Nous nous sommes servi, pour analyser les fonctions de cette membrane, de la méthode que Bernhard Heine, de Wurtzbourg, avait employée pour analyser les fonctions du périoste dans la régénération du tissu osseux (1).

Ce dernier avait enlevé des os, tantôt en conservant le périoste, tantôt en enlevant cette membrane. Nous avons réséqué les cartilages, tantôt en conservant le périchondre, tantôt en l'enlevant. C'est sur des cartilages costaux de lapins, de chiens, et sur le cartilage sternal des poulets, que nous avons pratiqué nos résections. Voici comment nous procédons.

§ I. *Des résections sous-périchondriques.*

Après avoir divisé dans une incision parallèle à la direction du cartilage sur lequel nous opérons, toutes les parties molles jusqu'au périchondre, nous incisons longitudinalement cette membrane sur le milieu de la face antérieure du cartilage ; puis, passant une spatule

(1) *Gaz. méd. de Paris,* 1837, p. 388.

aiguisée sous un de ses bords divisés, nous la détachons dans une certaine étendue et des deux côtés, en poursuivant le décollement le plus qu'il nous est possible dans tout le pourtour du cartilage. Ce temps devient difficile si l'on n'a pas la précaution de fixer avec un des doigts de la main opposée la côte qui, comme on le sait, s'élève et s'abaisse sous l'influence des inspirations ou des expirations. Nous saisissons ensuite avec de fortes pinces la portion dénudée, et, l'attirant à nous, nous incisons le cartilage dans toute son épaisseur, jusqu'au périchondre qui tapisse sa face postérieure. Quand la section est complète, le bout cède généralement à nos tractions et nous pouvons alors passer au-dessous une spatule, à l'aide de laquelle nous continuons le décollement de la face postérieure. Nous réséquons la portion ainsi dénudée. On a dès lors un manchon fibreux, périchondrique; la plaie est nettoyée, suturée et recouverte de bitume de Judée, non dans l'attente d'une réunion immédiate et complète, car les animaux ont enlevé, dès le lendemain, leurs points de suture; mais, en agissant ainsi, les parties profondes de la plaie se cicatrisent souvent par première intention, condition favorable à la régénération.

C'est surtout chez les jeunes animaux, dont le périchondre est plus épais et moins adhérent au cartilage, que ces résections présentent le plus de facilité. Quant à celles où nous enlevons cette membrane, elles sont difficiles par suite du danger de perforer la plèvre sous-jacente. On évitera cet inconvénient si l'on opère sur des cartilages tapissés par les muscles sous-costaux.

Expérience XVII.

Résection sous-périchondrique de 4 centimètres d'un cartilage costal ; reproduction du cartilage. — Espace linéaire de 2 millimètres partant de la face profonde du périchondre et séparant complétement dans toute l'épaisseur le cartilage nouveau de l'ancien (1). (Voyez fig. 2, pl. ii.)

Sur un jeune chien âgé de 6 mois, le 5 octobre 1868, je réséquai 4 centimètres d'un cartilage costal du côté droit en conservant le périchondre. Après l'expérience on apercevait au fond de la plaie un manchon fibreux aussi complet que possible. La plèvre avait été perforée pendant l'opération. Je rapprochai par une suture exacte les bords de la plaie. L'animal placé à la campagne guérit en peu de jours malgré l'accident que je viens de signaler et une suppuration très-longue due à l'introduction simultanée de corps étrangers sous le périoste de sa jambe droite.

Cet animal sacrifié le 29 décembre dernier, j'examinai dans les premiers jours de janvier les résultats de mon expérience.

Voici ce que l'on pouvait constater (depuis, la macération dans l'alcool et les coupes qu'a nécessitées l'examen microscopique rendent les points que je vais signaler un peu moins apparents) : Au niveau de la portion réséquée s'était formé un tissu résistant, comme fibro-cartilagineux, présentant dans plusieurs points des noyaux durs et élastiques. Le tissu de formation nouvelle remplissait exactement la solution de continuité et affectait une disposition légèrement sinueuse vers la partie moyenne.

(1) Cette pièce a été présentée à la Société de biologie dans le courant du mois de janvier. (Extrait des mémoires de la Société.)

On pouvait s'assurer de tous ces faits en examinant la pièce, surtout par sa face postérieure ou pleurétique ; car à la face antérieure un tissu cicatriciel, qu'il était difficile d'enlever à cause de son adhérence, masquait le tissu reproduit. Ce dernier, quoique résistant, ne l'était pas assez pour maintenir la côte dans sa direction normale et celle-ci retombait legèrement.

Présentement on peut voir deux coupes : l'une tranversale, intéresse la pièce au niveau de sa partie moyenne ; elle a servi à examiner à l'état frais, la nature de la partie régénérée. M. Cornil à qui je dois l'examen histologique de cette pièce, y a trouvé du cartilage fœtal caractérisé par une multitude de capsules allongées et serrées.

Une autre coupe longitudinale a été pratiquée de la face postérieure vers la face antérieure. Elle sert à constater des faits importants et sur lesquels j'appelle l'attention : Au niveau de la réunion du tissu nouveau avec l'extrémité externe du cartilage ancien, se trouve un espace linéaire un peu oblique de dedans en dehors et de haut en bas, ayant environ 2 millimètres d'étendue et occupant toute l'épaisseur du cartilage. Il sépare complétement le cartilage ancien du nouveau ; on croirait avoir sous les yeux une sorte d'articulation dont les ligaments seraient représentés par le manchon périchondrique, et l'espace interarticulaire par le vide déjà signalé. Au bout interne de l'ancien cartilage, la séparation n'est pas aussi évidente ; le cartilage ancien se termine en cône. Le sommet de ce cône est libre, mais au pourtour de la base semble s'implanter du tissu de nouvelle formation. Le périchondre en ce point, comme à l'extrémité externe, fait suite au nouveau tissu et se confond avec lui.

L'étude de la structure de cette pièce a été faite avec soin dans plusieurs points de la surface des coupes. Les noyaux durs et élastiques que j'ai signalés plus haut, étaient plus rapprochés de la circonférence que du centre de la pièce. Ils ont une apparence hyaline plus prononcée que le reste du tissu et sont constitués histologiquement par des chondroplastes très abondants et un peu de tissu fibreux, tandis que le reste du tissu nouveau semble avoir une organisation moins parfaite et se compose d'une plus grande quantité de tissu fibreux où pullulent néanmoins des capsules cartilagineuses.

Expérience XVIII.

Résection sous-périchondrique de 2 centimètres et demi d'un cartilage costal.
Reproduction du cartilage réséqué après deux mois et demi.

Je ne cite cette expérience qu'à l'appui de la précédente ; elle lui ressemble presque entièrement au point de vue de sa date, de ses résultats et du sujet sur lequel je l'ai pratiquée. Ici le périchonde conservé avait été dilacéré dans une certaine étendue et je dois dire que c'est dans la crainte de n'avoir pas réussi que je fis sur le même animal et le même jour, l'expérience déjà décrite. Dans le fait que je cite maintenant et dont voici la pièce anatomique, je n'ai réséqué que 2 centimètres et demi de cartilage ; j'ai obtenu à la place, malgré le délabrement du périchondre, un tissu de nouvelle formation, ayant la même apparence que le tissu régénéré de l'expérience précédente : peut-être est-il moins résistant ; il présente aussi des noyaux durs et élastiques.

Une coupe longitudinale permet de l'examiner au

niveau de sa réunion avec l'ancien tissu. Ici, les deux bouts du cartilage ancien affectent une forme conique comme à l'extrémité interne de la pièce déjà décrite. Le sommet des cônes est libre ; mais au pourtour de leur base s'implante le tissu nouveau. Cette substance de nouvelle formation est constituée histologiquement par des chondroplastes en quantité considérable, mélangés à du tissu fibreux. Ce tissu est plus rare dans les points mieux organisés et durs que l'on rencontre surtout à la circonférence de ce nouveau fibro-cartilage: dans ces points, en effet, on ne trouve presque que des capsules cartilagineuses. Ici comme précédemment, le périchondre se continue manifestement avec la partie régénérée et se confond avec elle (1).

EXPÉRIENCE XIX.

Résection sous-périchondrique d'un cartilage costal sur un lapin de 3 mois.
Reproduction du cartilage.

Le 17 août 1868, sur un lapin âgé de 3 mois. résection d'un cartilage costal du côté droit en conservant le périchondre.

La plaie guérit par première intention. Ces résections sont difficiles sur les lapins à cause du petit volume de leur cartilage. Celle-ci avait porté sur deux centimètres environ. Deux mois après l'animal fut sacrifié ; l'examen à l'œil nu. le seul qui me fût possible de faire alors, me démontra l'existence d'une portion assez résistante, comme fibro-cartilagineuse remplaçant la partie enlevée et maintenant la côte dans sa direction normale. Après

(1) Extrait des mémoires de la Société de biologie, année 1869.

quelques jours de macération ce tissu nouveau devint plus mou et la côte retomba; je fis sécher la pièce en l'étendant sur du liége et l'examen histologique qui en fut fait au mois de janvier 1869, démontra l'existence de capsules cartilagineuses mélangées à une substance fibroïde. La régénération était complète.

Expérience XX.

Résection sous-périchondrique d'un cartilage costal sur un chien de 7 mois
Examen plus de quatre mois après. — Reproduction volumineuse.

Le 18 février, résection sous-périchondique de 3 centimètres d'un cartilage costal du côté gauche. sur un chien âgé de 6 mois. L'opération fut laborieuse et la suppuration dura quelque temps.

L'animal sacrifié le 28 juin, les 3 centimètres enlevés étaient remplacés par un tissu nouveau d'une consistance fibro-cartilagineuse et d'une épaisseur double au moins de celle du cartilage primitif.

Une coupe longitudinale de cette masse, outre les caractères d'un cartilage régénéré, nous montrait par place une substance jaunâtre ressemblant à du tissu adipeux. L'examen histologique confirma notre examen à l'œil nu; il existait en effet au milieu du cartilage régénéré quelques masses cellulo-adipeuses. Les bouts du cartilage ancien étaient calcifiés et se terminaient en cônes, sur le pourtour desquels s'implantait, comme dans les expériences précédentes, la masse fibro-cartilagineuse nouvelle. Le sommet des cônes était libre. Il n'existait dans aucun points de cette pièce de traces de calcification ou d'ossification.

Expérience XXI.

Résection sous-périchondrique sur un chien de 7 mois. — Examen quatre mois après ; régénération.

Cette résection fut pratiquée en même temps que la précédente, sur un cartilage costal situé immédiatement au-dessous et toujours en conservant le périchondre.

Nous avions enlevé 3 centimètres et demi de cartilage ; la portion réséquée était régénérée. On constatait, comme dans l'expérience précédente, quelques îlots de tissu cellulo adipeux.

Expérience XXII.

Résection sous-périchondrique de 4 centimètres et demi d'un cartilage costal du côté droit. — Examen cinq mois après : cartilage régénéré très-volumineux, malgré la présence d'un abcès dans le centre de la reproduction (1) (planche II, fig. 1).

Le 3 février, sur un chien âgé de 6 mois, résection de 4 centimètres d'un cartilage costal du côté droit, en conservant le périchondre. Plaie suturée et recouverte de bitume de Judée.

Le 28 juin, c'est-à-dire cinq mois après l'expérience, l'animal est sacrifié.

Voici ce qu'on observe : la portion réséquée est comblée par un tissu nouveau, ayant l'aspect d'une masse fusiforme de plus de 4 centimètres de longueur. L'extrémité interne de cette masse s'unit avec le bout interne très-tuméfié du cartilage costal situé au-dessus et sur lequel nous avions pratiqué une résection sans conserver le périchondre. Mais cette union n'est qu'apparente et il

(1) Cette pièce a été présentée à la Société anatomique, dans le courant du mois de juillet.

est facile de séparer ces deux cartilages par une dissection
attentive. Au toucher, la masse fusiforme régénérée présente une sorte de fluctuation. Après avoir fait une coupe
longitudinale de la pièce, on reconnaît au centre de cette
masse une cavité allongée ayant environ 1 centimètre de
largeur sur 2 centimètres et demi de longueur. Cette cavité contient un liquide purulent, jaunâtre, épais, que
l'examen histologique démontre être du pus. La paroi
de la poche a à peu près 5 millimètres d'épaisseur et est
formée en allant de la périphérie au centre de trois
couches superposées : une première fibreuse, extérieure,
constituée par le périchondre; une moyenne très-épaisse,
lardacée, plus dure et plus brillante dans certains points
de la coupe, et dans laquelle l'étude au microscope permet de constater un grand nombre de chondroplastes
mélangés à un tissu fibroïde dont les fibres, s'entre-croisant en tous sens, entourent sous forme de substance
fondamentale les éléments du cartilage. En troisième lieu
venait le pus qui remplissait la cavité. Outre le pus, cette
cavité contenait deux petits fragments durs, flottant dans
le liquide et ressemblant à des parcelles de tissu osseux.
Nous les avons malheureusement égarés avant d'en avoir
fait l'examen histologique.

Quant aux bouts réséqués, l'externe faisait saillie dans
la cavité et était ossifié; pour le bout interne, l'existence
d'une prolifération très-abondante en ce point empêchait
de le reconnaître.

Le tissu reproduit présentait une particularité histologique que nous désirons signaler. C'est la première fois
que dans ces expériences nous ayons pu l'observer : sur
différentes coupes se trouvaient des noyaux d'un certain

volume, dans lesquels on distinguait peu de tissu fibroïde et qui se présentaient sous l'aspect d'une substance fondamentale amorphe, au milieu de laquelle se trouvaient creusées d'énormes capsules mères contenant une quantité considérable de capsules secondaires (voy. planche III, fig. 2).

Ces noyaux étaient environnés de toutes parts par des fibres s'entre-croisant en tous sens et formant une sorte de réseau dans les mailles duquel se trouvaient de nombreux chondroplastes présentant généralement le volume et l'aspect du cartilage fœtal.

Cette pièce est intéressante en ce sens que, malgré la formation d'un foyer central purulent, la régénération s'est effectuée. De plus elle nous démontre, par l'existence de ces grandes capsules mères, que le cartilage nouveau est susceptible de proliférer en abondance sous l'influence d'une irritation due probablement ici, à la présence du foyer purulent.

Il est un autre fait digne de fixer notre attention : c'est que, dans cette résection sous-périchondrique dont l'examen fut fait au bout de cinq mois, le tissu nouveau ne présentait pas encore d'ossification, quoique cependant les autres cartilages costaux et un des bouts réséqués fussent en partie ossifiés ou calcifiés. Il semble donc naturel de penser que l'âge du tissu cartilagineux est pour quelque chose dans son ossification.

EXPERIENCE XXIV.

Résection sous-périchondrique d'un cartilage costal sur un chien de 2 mois. Reproduction du cartilage un mois et demi après l'opération.

Le 15 février, sur un chien de 2 mois, très-amaigri,

résection de 2 centimètres et demi d'un cartila.e costal du côté gauche, en conservant le périchondre.

Malgré de mauvaises conditions dans lesquelles cet animal était placé, la reproduction était complète au bout d'un mois et demi. Comme dans les autres expériences, la partie régénérée présentait des points où l'organisation semblait plus avancée et où le tissu fibroïde existait en moins grande quantité. Ces points étaient d'autant plus volumineux et d'autant plus nombreux qu'on se rapprochait d'avantage du périchondre. Les bouts du cartilage ancien se terminaient en cône et étaient calcifiés.

Nous avons essayé de réséquer sur de jeunes chiens des extrémités épiphysaires qui, comme on le sait, sont en partie cartilagineuses à l'époque de la naissance. Malheureusement les quelques animaux sur lesquels nous avions pratiqué ces expériences sont tous morts au bout de quelques jours.

A ce propos, je trancris une note que M. Ollier a eu la bonté de nous envoyer le 20 mai dernier sur quelques faits inédits, relatifs aux résections sous périchondriques et à l'action du périchondre.

« J'ai pratiqué, nous dit-il, un certain nombre de résections sous-périchondriques chez de très-jeunes animaux, et j'ai constaté la reproduction des cartilages, quelquefois exubérante sur les cartilages destinés à s'ossifier plus tard : sur des chats de 2 ou 3 jours, j'ai enlevé le tiers ou le quart de l'humérus ou du tibia non encore ossifié (extrémités articulaires et portions juxta-épiphysaires correspondantes) et j'ai constaté des masses cartilagineuses exubérantes au niveau du périchondre conservé.

« Pour les cartilages permanents (nez) et pour les fibro_

cartilages, je n'ai obtenu que des reproductions incomplètes : quand j'enlevais une large surface (1 centimètre carré à l'oreille), il n'y avait que du tissu fibreux au milieu, bourrelet périchondrique sur les bords et à la périphérie, et quelques cellules cartilagineuses de nouvelle formation.

« Dans les plaies de cartilage, c'est le périchondre qui joue le principal rôle pour la réparation : sur les animaux adultes, il s'insinue entre les lèvres de la plaie et reste indéfiniment fibreux. Ce n'est que chez les jeunes sujets que j'ai constaté des cavités cartilagineuses dans ce tissu intermédiaire. »

§ 2. *Résection de cartilages costaux sans conserver le périchondre.*

Nous venons de montrer expérimentalement avec quelle facilité le tissu cartilagineux se régénère lorsqu'on conserve le périchondre. Nous avons vu, en effet, dans une série d'expériences, que 3, 4 et 5 centimètres de carti.age enlevé se sont reproduits. D'un autre côté, dans beaucoup de cas déjà cités, nous avons pu remarquer que les bouts cartilagineux, en général calcifiés ou ossifiés, se terminent presque toujours en un cône libre dans le tissu nouveau, ce qui tend à démontrer leur action relativement faible dans la reproduction de la partie enlevée. Dans la première résection, en effet, il a été possible de voir l'inutilité de ces bouts même pour reproduire une étendue de 4 centimètres de cartilage, puisque l'un d'eux était séparé de la portion régénérée par un espace vide.

Les expériences que nous allons citer nous feront voir

encore plus clairement l'importance du périchondre dans la reproduction de ces cartilages. Elles consistent, comme nous l'avons dit déjà, dans des résections de cartilages costaux sans conservation de cette membrane.

Expérience XXV.

Résection d'un cartilage costal sur un chien de 2 mois sans conserver le périchondre. Expérience notée comme douteuse. — Lamelle de périchondre laissée au fond de la plaie. — Reproduction de cartilage à la face profonde de cette lamelle. (Voyez planche I, figure 3.)

Le 15 février, sur le chien qui nous a servi dans l'expérience XXIV et sur le cartilage costal situé au-dessous de celui qui avait été déjà réséqué, nous essayâmes d'enlever 2 centimètres de cartilage, sans conserver le périchondre. Les difficultés que nous avions éprouvées dans cette opération nous firent noter cette expérience comme douteuse.

C'était avec raison, puisqu'un mois et demi après, il existait dans le foyer de la reproduction une lamelle cartilagineuse régénérée qui allait de la partie postérieure d'un des bouts réséqués à la partie postérieure de l'autre. Cette lamelle était constituée par des éléments cartilagineux analogues à ceux que nous avons déjà signalés dans le cartilage régénéré. Nous avions assurément laissé au fond de la plaie une lame de périchondre qui était le point de départ de la reproduction. Ce fait a été constaté dans une des séances de la Société de biologie.

Cette expérience est une de celles qui tendent le plus à démontrer l'action du périchondre dans la reproduction des portions réséquées.

Expérience XXVI.

Résection d'un cartilage costal d'un lapin de 3 mois, sans conserver
le périchondre. — Pas de reproduction.

Le 17 août 1868, résection de 1 centimètre et demi
d'un cartilage costal, sans conserver le périchondre.

La plaie guérit par première intention. J'avais pratiqué sur le même animal et par la même plaie une résection sous-périchondrique, (Voyez expérience XIX).

Deux mois après, la portion réséquée, en conservant
le périchondre, était remplacée par un tissu résistant qui
maintenait la côte dans sa position normale, et qui, examiné plus tard, présentait les caractères du tissu cartilagineux; tandis que la portion réséquée sans conserver le
périchondre, était comblée par un tissu mou qui laissait
retomber la côte, même avant la macération. Comme
dans l'expérience XIX, je fis sécher la pièce, et l'examen
au microscope qui eut lieu au mois de janvier 1869
démontra dans cette pièce l'absence de toute régénération ; il n'y avait que du tissu fibreux sans chondroplastes.

Expérience XXVII.

Résection d'un cartilage costal, sans conserver le périchondre, sur un chien
de 5 mois. — Pas de reproduction trois mois après.

Sur un chien, âgé de 5 mois environ, résection de 2
centimètres d'un cartilage costal du côté droit en enlevant le périchondre, la plaie se cicatrise bientôt.

Trois mois après, la solution de continuité du cartilage
n'est comblée que par un lien fibreux dans lequel il est
impossible de découvrir des chondroplastes.

Expérience XXVIII.

Résection d'un cartilage costal sur un chien de 6 mois, sans conserver le périchondre. — Pas de reproduction cinq mois après (Voyez planche I, figure 2.)

Le 3 février, résection de 4 centimètres d'un cartilage costal du côté droit. Le périchondre est enlevé malgré les difficultés très-grandes de l'opération.

(Nous avions pratiqué sur le même chien et sur le cartilage costal situé au-dessus, une résection sous-périchondrique. La reproduction était considérable, comme on peut le voir dans l'expérience XXII.)

Le 28 juin, c'est à-dire cinq mois après, la régénération était nulle. Un des bouts réséqués, le bout interne présentait les signes d'une prolifération très-active, et semblait uni avec la portion régénérée située au-dessous. Malgré cette prolifération du bout interne, il n'existait dans le foyer de la résection que du tissu fibreux.

Je dois dire néanmoins que, dans la portion fibreuse avoisinant le bout interne tuméfié, nous avons cru trouver quelques chondroplastes; mais M. Muron, plus habitué que nous aux études histologiques, ne croit pas qu'il en existât. On le voit, la question de leur présence est au moins douteuse.

Expérience XXIX.

Résection d'un cartilage sternal d'un poulet âge de 6 mois. — Examen trois mois après l'expérience : pas de reproduction.

Vers la fin de février, nous réséquâmes les deux tiers d'un cartilage sternal d'un poulet âgé de 6 mois, sans conserver le périchondre; cicatrisation de la plaie par première intention. Trois mois après le sternum du poulet est tordu, la surface de section est arrondie, mais pas la moindre reproduction.

A propos de la déformation que nous venons de signaler, nous dirons en passant que lorsque, sur un même chien, nous faisions plusieurs résections de cartilages costaux ou de côtes, il survenait des déformations dans le sternum. Nous avons fait représenter (planche I, figure 3) une pièce d'ensemble qui fournira la preuve de ce que nous avançons.

Pour compléter nos recherches sur les régénérations du tissu cartilagineux, nous ajouterons que nous avons pu remarquer sur certaines coupes de tissus reproduits à la suite des résections sous-périchondriques de cartilages costaux, quelques rares vaisseaux qui, venant du périchondre, plongeaient dans le tissu nouveau.

Comme on peut le voir dans les expériences que nous venons de décrire, la régénération du tissu cartilagineux est très-active pourvu que l'on conserve le périchondre ; elle se rapproche en cela, ainsi que nous l'avons déjà dit, de celle du tissu osseux. C'est du périchondre, en effet, que partent, en plus grande partie, les cellules régénératrices. Les bouts du cartilage ont peu d'action : en général ils se calcifient ou s'ossifient et présentent une extrémité conique libre au milieu du tissu nouveau.

Les îlots de cartilage mieux organisés sont toujours mélangés à un tissu fibroïde de moins en moins abondant, à mesure qu'on se rapproche de la face profonde du périchondre, ce qui prouve que la régénération semble se faire de la périphérie au centre. Le cartilage nouveau dans les régénérations, à la suite des sections ou des résections, présente l'aspect du cartilage fœtal. Il ne s'ossifie pas, même après un temps assez long, alors que les cartilages costaux anciens sont eux-mêmes en voie d'ossification.

Il semble donc résulter de tous les faits qui font l'objet de cette première partie :

1° Que le tissu cartilagineux, tissu organisé, est susceptible de se régénérer;

2° Que sa régénération est d'autant plus active que sa nutrition est plus abondante;

3° Qu'une irritation semble entraîner la calcification ou l'ossification de ce tissu;

4° Que le cartilage nouveau affecte généralement l'apparence du cartilage fœtal ;

5° Que la substance nouvelle ne s'ossifie pas après un temps assez long ;

6° Qu'il se forme d'abord un tissu fibroïde dans lequel s'épanchent plus tard les éléments du cartilage;

7° Que ces éléments nouveaux semblent venir de l'ancien tissu dans les simples sections de cartilage;

8° Que dans les résections considérables les surfaces de section sont insuffisantes pour combler la partie enlevée;

9° Que dans ces cas, le périchondre, organe nourricier du cartilage, semble être la source principale de la reproduction.

Si nous considérons maintenant que, lorsqu'on enlève une portion d'os en conservant le périoste, il se reproduit généralement du tissu osseux au bout de peu de temps, tandis que dans nos résections sous-périchondriques il se reproduit toujours du cartilage qui persiste après 3, 4 et 5 mois, nous sommes forcé d'admettre, entre le périoste et le périchondre, une différence d'action bien tranchée, en vertu de laquelle le périchondre aurait la propriété spécifique de produire la cartilaginification, tandis que le périoste aurait celle de produire l'ossification.

Il existerait donc entre ces deux membranes une *spécificité relative* que semblent nous faire soupçonner déjà les résultats que nous avons obtenus; mais que démontreront d'une manière évidente les recherches qui feront l'objet de la deuxième partie.

DEUXIÈME PARTIE

CHAPITRE PREMIER.

Nous avons étudié dans la première partie de ce travail, *la régénération du tissu cartilagineux* et *le rôle au péri-chondre*.

Nous étudierons dans la deuxième *le rôle comparatif du périoste et du périchondre* dans la régénération des os et des cartilages.

La régénération du tissu osseux est connue depuis longtemps; mais l'influence du périoste dans sa repro-duction, quoique incontestée et incontestable, a donné lieu cependant, au point de vue de son interpréta-tion, à de nombreuses divergences d'opinions : les uns prétendant que cette membrane sécrétait l'os, les autres n'y voyant, avec raison, qu'un organe de nutrition et faisant résider sa spécificité dans sa constitution fibro-vas-culaire.

Avant d'entrer en matière, nous rappellerons rapide-ment les noms principaux qui se rattachent à la question de l'ostéogénie périostique. Ils sont nombreux et la plu-part célèbres. Cette question avait, en effet, des applica-tions chirurgicales d'une si haute importance qu'il semble tout naturel que les savants les plus remarquables en aient fait l'objet de leurs études favorites.

Je n'ai pas l'intention de faire ici un historique de

l'ostéogénie périostique; on le trouvera aussi complet que possible dans l'excellent ouvrage de M. Ollier. Je ne ferai que passer rapidement en revue les principales époques de l'histoire de la régénération des os par le périoste.

C'est en 1739 que Duhamel ayant fait des expériences sur la coloration du tissu osseux par la garance, avança, le premier, que le périoste faisait les os. Ces expériences déjà faites par Mizaud de Paris en 1572 et par Belchier chirurgien anglais en 1736, donnèrent naissance aux travaux importants de Haller, de Bordenave, de Dethlef, dans lesquels ces physiologistes combattaient les idées de Duhamel.

Dès cette époque se trouvent en présence deux opinions bien tranchées qui ont toujours divisé depuis les expérimentateurs. Pour les uns le périoste fait l'os par lui-même; pour les autres il ne peut agir que par ses vaisseaux. La première opinion avait pour chef Duhamel, la seconde Haller et Bordenave.

En 1775, Troja, dont les expériences sont restées célèbres, émit l'idée d'une matière gélatineuse produite entre le périoste et l'os. C'est à cette matière gélatineuse qu'était due selon lui la production de l'os par le périoste. Puis vinrent les mémoires de David, Tenon, Vigarous, de Kôler, Blumenbach, Chopart, Desault, celui de Weidmann en 1793, de Hunter, de Macdonald qui tous, laissant de côté les idées de Haller, acceptèrent généralement celles de Duhamel et Troja.

Ce fut en 1812 que Bichat, se rattachant aux idées de Haller, presque abandonnées, nia toute spécificité au périoste. « Le périoste, « dit-il, » est étranger à la formation des os et n'est qu'accessoire à celle du cal. » Scarpa partagea l'opinion de Bichat. On en vint même à nier la régénération des os, et Larrey considéra comme erronée l opinion de Duhamel et Troja.

A cette époque parurent les travaux de Dupuytren, de Cruveilhier, de Charmeil. Deux opinions opposées sont alors en présence, les uns admettant que la régénération des os a lieu sans le secours du périoste, les autres niant cette régénération même avec le concours de cette membrane.

En 1823, Rayer fait un mémoire où il envisage l'ossification comme le résultat de l'inflammation, fréquente dans le tissu fibreux et surtout dans le périoste.

En 1830, Heine, de Wurtzbourg, analysa, par des expériences aussi simples qu'ingénieuses, les fonctions du périoste; puis viennent les travaux de Stanley, de Londres, et de Syme d'Edimbourg. Quelques chirurgiens ayant tenté même, de faire des résections sous-périostées sur l'homme, obtinrent des résultats satisfaisants, et la propriété ostéogénique du périoste fut soutenue par les plus grands chirurgiens, tels que Jobert (de Lamballe), Malgaigne, Velpeau.

C'est en 1840 que parurent les magnifiques travaux de Flourens. Deux faits semblent résulter des conclusions de cet habile expérimentateur : 1° Le périoste fait l'os ; 2° le périoste enlevé se reproduit et devient alors la source d'une production osseuse. Les travaux de ce physiologiste engagèrent Blandin et Larghi de Verceil à faire des résections sur l'homme. Puis vinrent le traité de Ried, a dissertation de Steinlin et le travail très complet d'Albrecht-Wagner en 1859. Dans cette période l'opinion de Haller et de Bichat est de nouveau abandonnée.

En 1858, M. Ollier, avait commencé une série d'expériences qui semblèrent affirmer de plus en plus les idées de Duhamel. Par ces transplantations de périoste, il avait obtenu de l'os à la face profonde de cette membrane, et isolé par ce moyen sa propriété ostéogénique. Ces productions osseuses était dues, selon lui, à l'action d'une couche spéciale faisant partie du périoste qu'il appela blastème sous-périostique. Il transplanta même cette couche et obtint des grains osseux ; il en conclut que la propriété ostéogénique de ce périoste résidait dans cette couche de blastème, sécrétée par le périoste lui-même.

En 1865 M. Ranvier, généralisant la théorie de Muller sur l'ossification par la moelle, démontra que la couche de blastème sous-périostique de M. Ollier était constituée par des éléments médullaires, et c'est à la moelle qu'il attribua la propriété ostéogénique du périoste.

Depuis cette époque la couche de blastème sous-périostique est généralement considérée comme constituée par des éléments médullaires, et les idées de Bichat et de Haller sur les fonctions du périoste semblent reparaître.

C'est à ces idées, disons-le d'avance, que nous ont conduit nos études expérimentales sur la régénération des tissus osseux et cartilagineux. Nous accorderons au périoste, comme on le verra plus tard, une spécificité relative, qui résulte de sa structure fibro-vasculaire, mais nous nions qu'il possède une propriété ostéogénique propre. Cette propriété réside, selon nous, dans la vie de l'élément lui-même. C'est en grandissant que cet élément acquiert des propriétés spéciales que nous ignorons dans leur nature intime, mais que nous reconnaissons par leur manifestation; propriétés en vertu des quelles il détermine la formation de la substance fondamentale osseuse. Le périoste n'a d'autre action, dans l'ossification, croyons nous, que d'augmenter par son appareil vasculaire, la nutrition de l'élément et par cela même de déterminer l'apparition des propriétés ostéogéniques de ce même élément.

Toute cause qui augmentera la nutrition de l'élément sera favorable à la formation de l'os. Nous considérerons donc uniquement le périoste comme un organe de nutrition. Nous démontrerons qu'il existe entre lui et le périchondre une spécificité relative, et nous verrons que cette spécificité n'est que le résultat de la vascularisation et par conséquent de la nutrition différente de ces deux membranes : d'une part, en effet, l'élément peu nourri par le périchondre acquerra très-lentement sa propriété ostéogénique, tandis que, d'une autre part, une nutrition plus abondante due au périoste, en précipitant l'évolution de l'élément, favorisera l'apparition plus rapide de cette propriété.

En considérant uniquement le périoste comme un organe de nutrition nous ne voulons pas dire que le périoste n'ait aucune spécificité. Il paraît, au contraire, en raison de son appareil vasculaire spécial, plus apte que tout autre organe de nutrition à nourrir les éléments du système osseux et surtout à conserver l'os qui se forme à sa face profonde. Il partage cette propriété avec la dure-mère qui n'est en réalité qu'un périoste. C'est pour cela, croyons-nous, que le tissu osseux formé à la face profonde de ces membranes dans les transplantations, persiste plus longtemps que les os hétérotopiques que l'on obtient en transplantant la moelle sous la peau.

CHAPITRE II.

DES RÉSECTIONS SOUS-PÉRICHONDRO-PÉRIOSTÉES.

Pour nous éclairer sur le rôle comparatif de périoste
et du périchondre, nous avons eu l'idée de pratiquer des
résections sous-périchondro-périostées. Les côtes seules,
au niveau des articulations chondro-costales, nous parais-
saient propres à ces expériences. Voici comment nous
procédons :

Au niveau d'une articulation chondro-costale, nous
faisons une incision parallèle à la direction de la côte,
en comprenant toutes les parties molles jusqu'à l'os; nous
divisons le périoste et le périchondre, que nous décollons
dans la plus grande étendue de la circonférence de la
côte; puis, au niveau de l'articulation chondro-costale,
nous séparons l'os du cartilage. Saisissant alors le fragment cartilagineux et l'attirant fortement à nous, nous
dénudons sa face postérieure, comme dans nos résections
sous-périchondriques. Nous réséquons la portion cartilagineuse; puis nous procédons de la même façon pour
le bout osseux.

On a dès lors un manchon fibreux composé moitié de
périchondre, moitié de périoste, dans le fond duquel il
reste quelquefois des parcelles d'os ou de cartilage, que
nous avons le soin de détacher. La plaie est soigneuse-
ment nettoyée, suturée et recouverte de bitume de Judée.
En général, dès le lendemain de l'opération, les chiens ont
enlevé leurs points de suture; mais vingt-quatre heures
suffisent souvent pour que la réunion des parties pro-

fondes puisse s'effectuer. Quant à la peau elle se cicatrise
rarement par première intention et la plaie suppure,
quelquefois assez longtemps; malgré cela la reproduction
s'opère toujours. Les conditions les plus mauvaises n'ont
jamais empêché les régénérations. Des animaux mal
nourris, entassés dans une petite cour à l'École pratique,
couverts de plaies, nous ont toujours fourni des résultats
positifs.

Expérience XXX.

Résection sous-périchondro-périostée, au niveau de l'articulation chondro-
costale, sur un chien de 2 mois. — Examen deux mois après. — Reproduction de cartilage au niveau du périchondre, d'os au niveau du
périoste.

Le 15 février 1869, résection sous-périchondro-périostée du côté gauche sur une des côtes de la moitié infé-
rieure du thorax; perforation de la plèvre pendant
l'expérience, suture très-exacte de la plaie, recouverte
d'une bonne couche de bitume de Judée. Les parties
profondes sont réunies dès les premiers jours; la plaie
cutanée suppure pendant quelque temps et se cicatrise
bientôt.

Au commencement d'avril, l'animal mourut probablement de faim; il était très-amaigri, et j'avoue que j'étais
loin de soupçonner une régénération des parties enlevées.
Je fus agréablement surpris, lorsqu'en examinant le lieu
de la résection, je pus constater que la reproduction était
complète. J'avais réséqué 3 centimètres d'os et autant de
cartilage, et la solution de continuité était comblée,
comme on peut le voir dans la pl. I, fig. 3, A, par une
masse nouvelle dont la moitié externe présentait l'aspect
et la consistance de tissu osseux, et la moitié interne celle

d'un cartilage nouveau. Au niveau de la réunion de ces deux portions existait un point représentant l'articulation chondro-costale.

Cette description concerne la face pleurétique ou postérieure de la côte telle qu'on l'aperçoit dans la planche 1. La face antérieure offrait la même configuration.

Une coupe longitudinale de la pièce, [voyez pl. 1, figure 4,] permettait de constater : 1° que la nouvelle formation osseuse était séparée de l'ancienne par un tissu osseux dense, trace d'une ostéite hypertrophiante en ce point. Une lamelle de substance compacte recouvrait le tissu nouveau et allait s'apaississant vers l'extrémité de la côte. En *c'* se trouvait un noyau cartilagineux environné d'une couche d'os et qui occupait presque toute l'épaisseur de la côte. Au niveau de son union avec l'os, le cartilage nouveau semblait présenter une organisation plus avancée; il était en ce point plus blanc, plus dense, plus brillant que dans le reste de la reproduction.

Ailleurs, en effet, il ressemblait, au point de vue de sa constitution et de son aspect, à la substance nouvelle de nos régénérations sous-périchondriques.

Le bout cartilagineux réséqué se terminait encore ici en cône dans le tissu nouveau, et était calcifié.

A l'examen histologique, la portion cartilagineuse reproduite avait les caractères du cartilage de nos précédentes régénérations : elle était constituée par des capsules de cartilage fœtal, entourée d'une substance fondamentale fibroïde.

Du côté de l'os aucune particularité histologique à noter.

Cette expérience démontre, comme on le voit, l'existence d'une différence d'action du périoste et du périchondre. Au niveau de l'un il s'est produit de l'os, tandis qu'au niveau de l'autre il n'existait que du cartilage. (1).

Expérience XXXI.

Résection sous-périchondro-périostée de 15 millimètres d'os, de 22 millimètres de cartilage. — Examen trois mois et demi après. — Régénération des parties enlevées.

Le 16 février, sur un chien âgé de 2 mois environ, nous pratiquâmes une résection sous-périchondro-périostée sur le trajet d'une côte du côté gauche ; points de suture des parties profondes, cicatrisation rapide de la plaie, malgré le mauvais état de l'animal, littéralement couvert de transplantations.

L'animal est sacrifié trois mois et demi après l'expérience. Comme précédemment, reproduction de l'os au niveau du périoste, de cartilage au niveau du périchondre. La portion osseuse est aplatie, comme le reste de la côte, dans le sens antéro-postérieur. La largeur de cette portion nouvelle l'emporte de quelques millimètres sur celle de la côte conservée. La face pleurétique est lisse et se continue sans ligne de démarcation avec le reste de la côte. Au niveau de l'articulation chondro-costale, le nouvel os se gonfle et prend la forme d'une petite tête moins saillante, il est vrai, que pour les autres côtes, mais cependant très-marquée. C'est par ce renflement qu'il s'unit avec le cartilage nouveau.

Sur une coupe perpendiculaire à la largeur de la côte, existe une couche compacte séparant l'ancien tissu osseux du nouveau. Encore ici au niveau de l'articulation chon-

(1 La pièce a été présenté à la Société de biologie.

dro-costale, la substance cartilagineuse reproduite offre un aspect plus dense, plus brillant que le reste du cartilage régénéré.

Des coupes minces, pratiquées dans le sens de l'axe longitudinal de la côte, au point de l'articulation chondro-costale, et examinées au microscope, nous révèlent l'existence d'une rivulation aussi complète qu'à l'état normal, avec toutes ses différentes couches. La portion du cartilage, qui s'unit à la couche rivulée, est constituée par cette substance fondamentale fibroïde que nous avons décrite comme tissu ordinaire de nos régénérations. En ce point, cependant, les fibres sont moins nombreuses que dans le reste de la substance régénérée, et l'on peut y voir des vaisseaux qui, partant du périchondre, viennent jusqu'à la limite de la couche rivulée pour s'y terminer en cul-de-sac.

En somme, comme on le voit, l'union de l'os et du cartilage se fait de la même façon qu'à l'état normal. Cette disposition identique semble compléter encore le rapprochement qui existe entre les régénérations et le développement normal. A part l'aspect fibroïde du cartilage nouveau, les parties régénérées sont exactement les mêmes que les parties enlevées.

L'animal était jeune et en voie de développement; et la régénération de la couche rivulée peut faire supposer que la côte aurait continué, malgré la résection, à s'accroître en longueur.

EXPÉRIENCE XXXII.

Résection sous-périchondro-périostée de 15 millimètres de cartilage costal de 12 millimètres d'os. — Régénération.

Sur une côte située au - dessous de la précédente

(exp. XXXI), et le 15 février, nous fîmes une seconde résection sous périchondro-périostée, portant sur 15 millimètres de cartilage et 12 millimètres d'os. Après l'expérience, nous essayâmes de râcler la face profonde du périchondre, dans le but d'empêcher la régénération du cartilage. Ce râclage fut très-incomplet; de plus, une petite languette de 8 millimètres carrés de périchondre, doublée des tissus environnants fut enlevée et transplantée sous la peau du thorax. (Nous n'avons pu retrouver cette transplantation.)

Examen trois mois et demi après. La portion cartilagineuse nouvelle n'a qu'un centimètre d'étendue; l'os est complétement régénéré. Comme dans la pièce précédente, l'examen histologique nous révèle l'existence d'une couche rivulée à l'union de l'os du cartilage.

Expérience XXXIII.

Résection sous-périchondro-périostée comprenant 19 millimètres d'os et 10 millimètres de cartilage. — Formation d'un séquestre. — Reproduction fibro-cartilagineuse dans toute l'étendue de la résection. — Plaque osseuse formée de tissu compacte, dans la masse régénérée.

Le 12 mars, sur un chien âgé d'un an environ, résection sous périchondro-périostée sur une des côtes droites; 19 millimètres d'os et 10 millimètres de cartilage sont enlevés.

L'opération est assez laborieuse et l'expérience notée comme douteuse; suture exacte des parties molles, recoucouverte de bitume de Judée. Trois jours après, les points de suture sont enlevés; la réunion est presque nulle et la plaie suppure; la suppuration dure longtemps; il n'existe à la fin qu'un petit trajet fistuleux qui persiste jusqu'à la mort.

L'animal sacrifié le 22 avril, voici ce que l'on constate :
1° à l'ouverture externe du trajet fistuleux, il existe un
séquestre sur le point d'être complétement éliminé, et
représentant un fragment de tube ayant environ 1 cent.
à 1 cent. et demi de longueur ; 2° la solution de continuité
est entièrement comblée par une substance ayant la consistance et l'aspect du cartilage régénéré ; 3° en touchant
dans toutes ses parties la masse reproduite, on sent au
niveau de la portion d'os réséqué, une plaque dure, logée
entièrement dans ce tissu fibro-cartilagineux, faisant
saillie sous le périoste de la face pleurétique et aplatie
comme la côte dans le sens antéro-postérieur. L'épaisseur
de cette plaque osseuse, composée uniquement de tissu
compacte, est de 2 millimètres environ. Tout le reste du
tissu a la structure du tissu cartilagineux nouveau.

Dans cette expérience, l'absence de formation osseuse
au niveau du périoste nous semble avoir sa cause dans la
production d'un séquestre et dans la longue suppuration qui en a été le résultat.

EXPÉRIENCE XXXIV.

Résection sous-périchondro-périostée, sur un chien de 3 mois environ. —
Reproduction complète des parties enlevées — Examen un mois après.
(Voyez planche I, figure 5.)

Le 2 mars, sur un chien de 2 mois, résection sous-périchondro-périostée de 18 millimètres d'os et de 22 millimètres de cartilage, du côté droit. Suture des parties profondes et de la peau, suppuration pendant quelques
jours ; guérison presque complète au moment de
l'examen.

Un mois après, la régénération est entière : cartilage à

la place de périchondre, os à la place du périoste. Rien à noter dans la description et la structure de cette pièce.

Au niveau de l'union de l'os et du cartilage : une couche rivulée, comme dans les expériences déjà citées, semblable à la couche rivulée normale, et quelques vaisseaux partant du périchondre et plongeant dans le cartilage nouveau, jusqu'à la limite de cette couche rivulée.

Expérience XXXV.

Résection sous périchondro-périostée sur un chien de 7 mois. — Examen quatre mois après. — Reproduction de cartilage et d'os, avec persistance de la portion chondrale à l'état cartilagineux, malgré la date de l'expérience.

Le 2 février, résection, sur l'une des côtes droites d'un chien de 7 mois environ, de 2 centimètres et demi de cartilage et de 3 centim. de côte (total 5 centim. et demi), en conservant le périchondre et le périoste; suture des parties profondes; suppuration pendant quelques jours.

Quatre mois après, au lieu de la résection, reproduction d'os au niveau du périoste et de cartilage au niveau du périchondre ; le cartilage nouveau persiste sans trace d'ossification, malgré quatre mois d'attente entre l'opération et l'examen. A cette époque, l'animal est âgé de 11 mois et la plupart des cartilages costaux commencent à être envahis par l'ossification.

On peut voir dans cette expérience qu'au bout de quatre mois le cartilage nouveau n'est pas encore ossifié. Cela nous amènerait à penser, comme nous l'avons déjà annoncé, que l'âge du tissu est pour quelque chose dans l'ossification, puisque le tissu ancien est en voie d'ossification, tandis que le tissu plus jeune du cartilage régénéré persiste à l'état cartilagineux.

Expérience XXXVI.

Résection sous-périchondro-périostée sur un chien de 4 mois. — Examen
de la pièce douze jours après.

Le 12 juin, voulant nous rendre compte de l'état de ces
foyers de résections costo-cartilagineuses quelques jours
après l'opération, nous fîmes une résection sous-périchondro-périostée portant sur 15 millimètres d'os et sur
18 millimètres de cartilage. Après la résection, il existait
au niveau de l'articulation chondro-costale quelques parcelles d'os accolées au périoste. Elles furent soigneuse-
ment détachées. Les parties molles profondes et la peau
furent réunies à part. Une petite ouverture à l'angle le
plus déclive de la plaie permit à la suppuration de s'écou-
ler facilement.

Le 24 juin, c'est-à-dire douze jours après la résection,
l'animal est sacrifié. Le manchon périchondro-périosté
est bourgeonnant dans toute sa face profonde. La
partie du manchon représentant le périoste est plus
épaisse que la partie formée par le périchondre. Elle a
une dureté fibro-cartilagineuse, tandis que la dernière a
moins de consistance. M. Muron et moi avors fait une
étude histologique aussi attentive que possible de cette
pièce, et voici ce que nous avons pu remarquer :

1° En râclant la surface bourgeonnante, nous n'avons
trouvé que des cellules embryonnaires ne présentant
rien de spécial, soit que l'examen fût fait au niveau du
périoste ou au niveau du périchondre.

2° Sur des coupes transversales de la portion périostique, il était possible de constater, après avoir traité ces
coupes par l'acide acétique, trois couches en allant de la

partie externe du manchon vers sa face profonde : la première, uniquement formée de tissu fibreux, représentait le périchondre ; la seconde, formée aussi de tissu fibreux, contenait un grand nombre de jeunes chondroplastes ; la troisième était constituée par des cellules embryonnaires correspondant à la surface bourgeonnante.

3° Sur des coupes faites au niveau du périchondre, nous avons retrouvé ces trois couches. Mais la couche moyenne ou fibro-cartilagineuse était moins épaisse et différait surtout de celle qui existait au niveau du périoste, en ce qu'elle contenait une moins grande quantité de chondroplastes.

On le voit, à part une activité plus grande dans la régénération, le processus est le même, au niveau du périoste et au niveau du périchondre : les éléments jeunes se ressemblent, leur transformation est la même au début, ils passent tous à l'état cartilagineux.

Cette expérience est importante, en ce sens qu'elle nous servira à démontrer qu'il n'existe, à proprement parler, aucune différence physiologique entre la couche ostéogène du périoste et ce que nous appellerons la *couche chondrogène* du périchondre, et que les jeunes cellules de la moelle et les jeunes cellules de cartilage sont identiques ; que les éléments qui composent la couche chondrogène ou ostéogène ne sont pas d'espèce différente. S'il en était autrement, outre qu'il serait extraordinaire que ces éléments d'espèce différente produisissent le même résultat, c'est-à-dire la formation de la cartilagéine, on devrait trouver des ostéoplastes dans le tissu cartilagineux, car ces éléments jeunes, qui auraient une propriété spéciale suivant qu'ils naîtraient de la couche chondrogène ou ostéogène, se mélangent très-probablement dans nos résections sous-périchondro-périostées. On sait, en effet, avec quelle facilité les cellules jeunes du système osseux, dans le foyer d'une fracture, émigrent et filent jusque dans les interstices musculaires. C'est ce que semble démontrer du moins l'existence des chondroplastes dans ces points. M. Vulpian a exposé dans ses cours une hypothèse qui expliquerait la production de ces chondroplastes au milieu des tissus environnants dans les cas de fracture : il pense que les liquides plasmatiques, en imbibant les cellules ostéogènes du foyer de la fracture, acquièrent une propriété fécondante en vertu de laquelle ils donneraient aux éléments circonvoisins en les imprégnant, une sorte de spécificité ostéogène. C'est ainsi que pour M. Vulpian, les éléments du tissu fibreux ou cellulaire environnant le foyer deviendraient susceptibles de se transformer en capsules cartilagineuses. Comme on le voit, cette hypothèse éloignerait, à plus forte raison, l'idée d'une spécificité propre à l'élément naissant de la couche chondrogène, différente de celle de l'élément naissant de la couche ostéogène.

Nous croyons, pour anticiper sur ce que nous essayerons de démontrer plus tard, que la prolifération de ces couches fournit des éléments identiques qui passent d'abord à l'état cartilagineux, mais qui deviennent ostéoplastes ou restent à l'état de chondroplastes, suivant qu'ils sont plus ou moins nourris par le périoste ou par le périchondre.

C'est en raison du milieu où ils vivent que ces éléments deviennent osseux, ou persistent dans leur phase cartilagineuse. Nous essayerons de faire voir plus loin les conditions qui agissent sur ce milieu pour lui donner ces propriétés différentes.

§ 2. *Des résections costo-cartilagineuses sans conservation du périchondre ni du périoste.*

Qu'on nous permette de citer maintenant une autre série d'expériences tendant à démontrer que ces régénérations ne s'effectuent, complétement au moins, qu'autant qu'on conserve le périchondre et le périoste. Elles sont, à la vérité, peu nombreuses, mais suffisantes, croyons - nous, pour prouver ce que nous avançons. Elles consistent en résections costo-chondrales sans conservation des membranes et présentent d'autant plus de valeur qu'elles ont été faites en même temps, sur les mêmes chiens, dans les mêmes plaies que les expériences précédentes; qu'à part l'ablation du périoste et du périchondre, les conditions de régénération sont identiques. Il nous a été impossible de les répéter un plus grand nombre de fois, car ces résections sont difficiles, surtout au niveau de la portion osseuse. En ce point, en effet, l'accolement de la plèvre contre le périoste, rend les perforations de cette séreuse très-fréquentes, et nos chiens sont presque toujours morts des suites de cet accident.

Expérience XXXVII.

Résection costo-chondrale sans conservation des membranes.—Reproduction incomplète d'os sans reprod ition de cartilage. (Pl. I, fig. 3.)

Le 25 février, sur un chien de 2 mois, résection de 1 centimètre et demi environ d'os et d'une longueur équivalente de cartilage, sans conserver ni périoste ni périchondre.

Cette résection, faite, par la même plaie que celle que

nous avons décrite Exp. XXX et sur la côte située immédiatement au-dessous, se trouvait par conséquent dans les mêmes conditions de reproduction. Nous avions perforé la plèvre; malgré cela l'animal guérit; il mourut, probablement de faim, dans les premiers jours d'avril.

A l'endroit de ces résections, se trouvait, comme nous l'avons déjà fait remarquer, une régénération complète des parties enlevées, sur la côte située au-dessus, où le périchondre et le périoste avaient été conservés ; mais sur celle située au-dessous, la solution de continuité, moins étendue, il est vrai, qu'après l'expérience, était remplie par un tissu fibroïde mou et se déchirant assez facilement. Le bout osseux tuméfié présentait, en se terminant, une extrémité conique recouverte par place d'une couche de cartilage. Dans le tissu fibroïde pas de traces de chondroplastes ni d'ostéoplastes. Le bout cartilagineux était arrondi et donnait attache à cette substance fibreuse (1).

Cette expérience présente un certain intérêt en ce que la portion réséquée ici sans conserver le périchondre. se trouvait, comme nous l'avons déjà dit, dans les mêmes conditions de reproduction que la portion réséquée de l'expérience XXX. Il est donc incontestable que l'ablation des membranes est pour beaucoup dans l'absence de la reproduction. Il est vrai de dire, toutefois, que le bout osseux avait ici proliféré, puisque la solution de continuité était en partie comblée : ce qui tendrait à affirmer cette opinion que dans la reproduction des os, la couche sous-périostique n'est pas la seule

(1) Cette pièce a été présentée à la Société de biologie.

source de la régénération osseuse, mais que la moelle, que contiennent les aréoles du bout osseux réséqué, prolifère et donne naissance au tissu nouveau. Quant au bout cartilagineux, comme nous l'avons déjà démontré, son action est presque nulle.

Expérience XXXVIII.

Résection chondro-costale sans conservation du périchondre et du périoste
Pas de régénération.

Cette expérience ne diffère en rien de la précédente. Elle a été pratiquée le 2 mars sur le même chien et par la même plaie que l'expérience XXXIV.

Un mois après, l'animal sacrifié, la solution de continuité est comblée par un tissu fibreux, sans trace de chondroplastes ni d'ostéoplastes. Le bout osseux tuméfié, recouvert aussi par place d'une couche de cartilage, présente des signes de prolifération et diminue un peu la solution de continuté. Le bout cartilagineux est calcifié et se termine en cône.

Il résulte des deux dernières expériences que la reproduction s'effectue difficilement et incomplétement par le bout osseux et encore moins par le bout cartilagineux. On ne peut pas dire qu'à la longue le cartilage et l'os ne se reformeraient pas; mais ce que l'on peut affirmer, c'est que dans ces cas, la régénération est au moins très-lente et que le périoste et le périchondre, par leur présence, sont les agents principaux des régérations dans nos résections sous-périchondro-périostées.

Un fait principal résulte des expériences que nous

avons citées dans ce chapitre : c'est que l'ossification semble liée à la présence du périoste, et la cartilaginification à la présence du périchondre. C'est ce que démontrent suffisamment nos résections costo-cartilagineuses sans conservation de ces membranes. D'un autre côté, nous voyons que les parties enlevées ont une tendance à se régénérer par le bout osseux ancien. Les parties reproduites sont, comme on a pu le voir, presque semblables aux parties enlevées, et la disposition réciproque du cartilage nouveau par rapport à l'os nouveau est la même que dans les parties anciennes.

Le processus de ces régénérations se fait de la façon suivante. Au début, toutes les cellules jeunes passent également à l'état cartilagineux, soit qu'elles se trouvent au niveau du périoste, soit qu'elles se trouvent au niveau du périchondre. Seulement, du côté du périoste, les capsules sont en plus grand nombre et l'épaisseur des parties régénérées est plus grande que du côté du périchondre. Jusque-là, ces deux membranes semblent avoir les mêmes fonctions, puisqu'elles produisent le même effet, la formation du cartilage. Il n'existe qu'une différence qui semble résulter de leur activité fonctionnelle c'est que l'une fournit plus de cartilage que l'autre.

Dans une seconde période, le tissu cartilagineux formé au niveau du périoste passe à l'état osseux, tandis que celui qui est au niveau du périchondre reste à l'état cartilagineux. Cette seconde période semble manquer complétement au niveau du périchondre et coïncider avec une prolifération moins abondante, trace d'une nutrition moins active ; tandis qu'elle semble propre au périoste et coïncider avec une activité prolifératrice très-grande, signe d'une nutrition plus active.

Or, voyons si dans l'étude de la structure de ces deux membranes, nous ne trouverons pas la cause de ces différences physiologiques; si cette structure ne nous révélerait pas le point de départ de cette *nutrition modérée*, qui, comme nous l'avons énoncé déjà, semble liée à la persistance de l'état cartilagineux, tandis qu'une *nutrition exagérée* provoquerait l'ossification du cartilage.

CHAPITRE III.

DU PÉRICHONDRE.

§ 1. *Etude anatomique du périchondre.*

Le périchondre est une membrane fibro-vasculaire qui enveloppe les cartilages, comme le périoste enveloppe les os.

Le périchondre, d'une façon générale, est une membrane de transition qui doit devenir périoste, comme le cartilage est un tissu de transition qui doit devenir os.

Mais, de même qu'il existe du cartilage qui persiste toujours, de même il existe du périchondre qui ne passe jamais à l'état de périoste. La même influence préside, comme nous le ferons voir, à la transformation du périchondre en périoste et à celle du cartilage en os : c'est la formation des vaisseaux.

Structure. — Le périchondre se compose d'une charpente fibro-cellulaire, de vaisseaux, de nerfs.

Pour faciliter sa description, nous lui distinguerons trois couches :

        1° Une couche vasculaire ;

        2° Une couche fibreuse ;

        3° Une couche chondrogène.

Comme nous essayerons de le démontrer, cette *couche chondrogène* ne fait pas, à proprement parler, partie du périchondre, pas plus que la couche que l'on décrit, sous la face profonde du périoste, sous le nom de *couche ostéogène* ou de blastème sous-périostique ne fait partie du périoste ; l'une est du cartilage, l'autre de la moelle.

Quoi qu'il en soit, pour plus de clarté, nous considérerons comme partie constituante de cette membrane, cette troisième couche.

Nous étudierons donc successivement les couches vasculaire, fibreuse, chondrogène.

A. *Couche vasculaire.*

Cette couche est, comme dans le périoste, parallèle à la surface de cette membrane. Comme nous avons pu nous en assurer par des injections comparatives de ces membranes que nous devons à l'obligeance de M. Charles Legros, leur vascularisation est bien différente (1); un très-petit nombre de tractus ou appendices vasculaires se détachent perpendiculairement de ce réseau parallèle du périchondre pour pénétrer dans le cartilage,

(1) Voyez planche II, fig. 8. Cette figure représente une injection comparative du périoste et du périchondre, au niveau des articulations chondro-costales. Ces membranes sont vues par leurs faces profondes.

en traversant les couches sous-jacentes; tandis que de nombreux vaisseaux traversent le périoste pour s'enfoncer dans l'os.

Nous ferons ressortir plus tard l'importance de cette disposition des vaisseaux, différente dans le périoste et le périchondre, au point de vue de la spécificité relative de ces deux membranes.

B. *Couche fibreuse ou charpente du périchondre.*

Cette couche ne présente rien de spécial ; comme dans le périoste, c'est elle qui forme la plus grande partie de cette membrane. Elle plus épaisse sur les sujets moins avancés en âge et est constituée par du tissu conjonctif. Elle s'unit intimement avec la couche vasculaire d'une part, et la couche chondrogène de l'autre. Son union est si intime avec cette dernière, qu'il est impossible de l'en séparer sans que les éléments de l'une et de l'autre de ces couches ne cèdent à la dilacération. C'est à la substance fondamentale du tissu cartilagineux sous-jacent, que les fibres de cette couche semblent unies.

C. *Couche chondrogène.*

La couche chondrogène fait partie du cartilage. Nous avons dit en parlant de la couche précédente que son union avec la couche sous-jacente était très-intime. De l'avis de la plupart des anatomistes il est impossible de distinguer la limite du cartilage de celle du tissu fibreux. Au niveau de leur union, en effet, à la périphérie du cartilage, on trouve des capsules aplaties, allongées, qui semblent tenir tout autant du périchondre que du cartilage. Si, sur une coupe d'un cartilage costal, par exemple,

on cherche à séparer avec des aiguilles le périchondre
du cartilage, des capsules cèdent à la dilacération tout
aussi bien que des fibres restent unies au cartilage. D'un
autre côté, si après avoir détaché le périchondre, on
racle sa face profonde, et l'on examine le résidu
du raclage, on trouve des capsules et même des lamelles
entières de tissu cartilagineux, preuve évidente de l'union
intime de ces deux tissus. Sur une coupe d'un cartilage
costal, en se rapprochant du périchondre, les capsules sont
de plus en plus aplaties, allongées dans le sens parallèle
à cette surface, de telle façon qu'à un moment donné, les
tissus fibreux et cartilagineux semblent tellement se con-
fondre qu'il est impossible de dire, où commence le
périchondre. C'est donc à cette couche mixte, caractérisée
par des capsules aplaties et allongées, couche qui reste
adhérente au périchondre lorsqu'on la détache du cartilage, que nous donnerons le nom de *couche chondrogène*. C'est en effet à elle que nous devons en grande
partie les cellules régénératrices qui viennent combler
nos résections sous-périchondriques.

En présence de cette couche de cartilage à la face
profonde du périchondre, nous ne penserons pas que les
éléments du périchondre proprement dit soient le point
de départ de la production des éléments régénérateurs,
qui remplissent nos foyers de résections : c'est à la prolifération des éléments cartilagineux de la couche chondrogène que nous rapporterons ces productions répara-
trices.

Au point de vue de sa disposition, la couche chondrogène diffère essentiellement de la couche ostéogène : dans l'une, en effet, les cellules sont entourées

par une substance dure, la cartilagéine; dans l'autre, au contraire, les cellules sont libres sous la couche fibreuse du périoste. Mais ces deux couches sont identiques au point de vue de la nature de leurs éléments comme nous essayerons de le démontrer plus tard.

Nous aurions voulu étudier chez l'embryon cette couche chondrogène, mais la difficulté de nous procurer des sujets nous a fait renoncer à cette étude. Cependant sur une coupe d'un cartilage d'ossification où il existait déjà un point osseux, nous avons pu voir sous le périchondre une couche de cellules embryonnaires qui séparaient exactement cette membrane, du cartilage. Mais nous ne pouvons affirmer si ces cellules faisaient partie de la couche chondrogène ou ostéogène puisqu'il y avait déjà dans ce cartilage un point d'ossification, et qu'il est par conséquent impossible de dire si nous avions affaire à du périchondre ou à du périoste.

§ 2. *Des transplantations de périchondre et de membranes périchondro - périostées.*

On se rappelle les expériences, que nous avons citées, tendant à démontrer la *propriété chondrogène* du périchondre.

Pour compléter notre démonstration nous avons essayé d'isoler par des transplantations la propriété chondrogène de cette membrane. Pour cela, nous avons greffé sous la peau des lambeaux assez longs soit de périchondre, soit de membranes périchondro-périostées. Le procédé que nous avons employé, malgré nos résultats négatifs, présente un certain avantage au point de vue des transplantations des membranes en général, en ce sens qu'il permet de greffer de longs lambeaux par une incision insignifiante de la peau, incision qui se cicatrise presque toujours par première intention. Qu'on nous permette donc de le décrire.

Nous détachons un lambeau de périchondre par exemple, plus long que large, puis nous passons dans l'une des extrémités et sur un des bords de ce lambeau une longue aiguille munie d'un fil, allant de la face profonde du périchondre vers sa face superficielle, nous faisons un autre point en allant de la face superficielle vers la face profonde : nous avons dès lors sur une des faces une anse, et sur l'autre les deux chefs du fil dont un muni d'une aiguille ; nous plaçons l'autre chef dans le chas d'une seconde aiguille de la même longueur que la première, puis nous déposons le lambeau sur un linge humide. Nous faisons une petite incision à la peau du chien sur lequel nous voulons faire la transplantation, et avec une sonde cannelée, nous creusons par cette incision, et sous la peau, une loge proportionnée à la longueur du lambeau. Alors, prenant une des aiguilles, nous la conduisons sur la cannelure de la sonde jusqu'au fond de la loge ; nous transperçons la peau à ce niveau ; nous passons de la même façon l'autre aiguille et nous perforons la peau à une distance de la première piqûre égale à la largeur du lambeau. Nous tirons sur les deux chefs du fil de façon à faire pénétrer la membrane dans la loge, à la manière d'un séton, ce qui devient facile si l'on a le soin de soulever légèrement la lèvre supérieure de la plaie. La transplantation opérée, nous enlevons le fil en tirant sur l'un de ses bouts. Le lambeau est convenablement placé dans sa loge, les deux piqûres guérissent presque immédiatement, et la petite plaie se réunit ordinairement par première intention.

Nous nous sommes servi d'un autre procédé consistant à n'employer qu'une aiguille dans le chas de laquelle nous introduisions les deux chefs du fil. De cette façon nous avions une seule piqûre; mais par ce procédé, le lambeau s'étend moins facilement dans la loge sous-cutanée.

Outre de nombreuses transplantations que nous avions précédemment faites, de différentes façons, et dans lesquelles nous n'avions obtenu que des résultats négatifs, nous avons par ces deux procédés fait cinq transplantations de périchondre seul, et six transplantations de membranes périchondro-périostées. Dans ces derniers cas, . quatre greffes avaient complétement réussi : malgré cela, l'examen fait au bout de trois semaines nous montra dans ces deux séries d'expériences des résultats négatifs. Mais je dois faire remarquer qu'au niveau des portions périostiques nous n'avions pas non plus de productions osseuses, ce qui tendrait à nous faire croire que nos résultats négatifs peuvent tenir à ces circonstances inconnues et bizarres, qui font que des séries d'expériences manquent sans qu'on sache trop pourquoi. D'après les renseignements que nous avons recueilli auprès de MM. Philipeaux et Ollier, qui ont fait plusieurs transplantations de périchondre, ces physiologistes n'auraient pas été plus heureux que nous. Nous croyons, malgré tout, qu'avant de se prononcer sur l'impossibilité de la production de cartilage par le périchondre transplanté, il est encore utile d'expérimenter un grand nombre de fois. On comprend la valeur que pourrait avoir un seul fait positif.

§ 3. *De la couche ostéogène et des transplantations de périoste.*

Nous croyons utile de rappeler ici, avant d'entrer dans le chapitre suivant, ce que les anatomistes et les physiologistes nous ont appris sur cette couche située entre le périoste et l'os, que Duhamel semble comparer au *cambium*, et qui fournit les éléments de l'ossification, couche que Troja considérait comme étant formée par une *susbstance gélatineuse*, qui plus tard fut appelée blastème sous-périostique, et que l'on désigne maintenant sous le nom de *couche ostéogène*.

C'est surtout dans ces dernières années que la couche ostéogène a été étudiée, notamment par MM. Ollier et Ranvier : l'un a démontré ses fonctions, l'autre sa structure. Elle est située à la face profonde du périoste ; c'est elle qui possède la propriété ostéogénique que l'on a si longtemps attribuée à cette membrane. Cette couche, comme le démontrent les expériences mêmes de M. Ollier, est uniquement constituée par de la moelle, ainsi que l'ont confirmé les recherches des histologistes.

« Tant que l'os se développe, dit M. Ranvier (*Thèse inaugurale ; Paris*, 1865), le blastème sous-périostique nous montre des cellules rondes contenant un noyau volumineux, comme celles de la moelle jaune ; quand l'os a achevé son évolution, des éléments provenant des cellules précédentes : myéloplaxes, cellules fibro-plastiques et souvent cellules adipeuses. On voit donc que ce qui a été appelé cellules adipeuses est simplement une couche continue formée par les éléments de la moelle. La manière dont cette couche se prolonge dans les espaces médullaires qui représentent chez le fœtus les canaux de Havers et se continue jusque dans le canal central vient encore à l'appui de cette opinion. »

M. Ranvier fait de cette couche la source de l'accroissement des os en épaisseur. Il cite une expérience qui démontre le peu d'importance du périoste proprement dit dans l'accroissement des os en épaisseur : il enlève le périoste du tibia d'un rat de 10 à 12 jours; il fait la même opération trois ou quatre fois pendant une période de quatre mois; il examine comparativement après ce temps l'épaisseur des deux tibias : celui qui n'a pas été touché n'est pas sensiblement plus volumineux que l'autre.

M. Robin pense aussi que cette couche de blastème sous-périostique est constituée par une couche de médullocelles, et c'est à cette couche qu'il attribue la propriété ostéogénique du périoste. (*Dictionnaire des sciences médicales,* Victor Masson, art. *Lamineux.*)

Aujourd'hui, la plupart des histologistes considèrent avec raison la couche de blastème sous-périostique comme formée d'éléments médullaires.

Mais voyons quelles sont les propriétés physiologiques de cette couche. En les comparant, dans le chapitre suivant, avec celles de la moelle, nous serons en droit, comme on le verra, d'affirmer l'opinion des anatomistes sur la nature de ses éléments.

Il résulte des expériences de M. Ollier, que plusieurs expérimentateurs ont eu depuis l'occasion de vérifier :

1° Que le périoste transplanté produit de l'os,

2° Que le périoste dont on a râclé la couche profonde n'en produit pas ;

3° Que le périoste transplanté dont on a râclé une partie de la couche profonde et laissé l'autre intacte, produit de l'os dans cette dernière partie et n'en produit pas au niveau de la portion râclée ;

4° Que si l'on transplante la couche profonde ainsi enlevée par le râclage, ce que M. Ollier appelle *semer de l'os*, on produit des grains osseux. (Nous donnons à la fin de ce travail un dessin qui représente le résultat d'une transplantation de cette couche faite par M. Philipeaux sur un lapin (1).

Le périoste en tant que membrane fibro-vasculaire, privé par le raclage de sa couche ostéogène ne possède donc aucune propriété ostéogénique, puisqu'il résulte des expériences de M. Ollier que dans ce cas, il ne se produit pas d'os à sa face profonde.

La propriété ostéogénique apparente du périoste réside uniquement dans la couche profonde de cette membrane à laquelle M. Ollier a donné le nom de *blastème sous-périostique*, et que nous appelons, avec M. Ranvier, *couche ostéogène*.

Mais, comme les micrographes le prétendent, cette *couche ostéogène* n'est rien autre chose que de la moelle au point de vue de sa constitution histologique ; voyons donc si la moelle possède elle-même les propriétés physiologiques de cette couche.

(1) Voir à la fin planche II, figure 7.

CHAPITRE IV.

DE LA PROPRIÉTÉ OSTÉOGÉNIQUE DE LA MOELLE.
DES TRANSPLANTATIONS DE MOELLE.

Troja, le premier, soupçonna la propriété ostéogénique de la moelle. Après lui, beaucoup d'autres expérimentateurs varièrent ses expériences et restèrent convaincus que la moelle avait au moins un rôle aussi actif que le périoste dans le développement des os.

Les études histologiques de H. Muller et M. Ranvier démontrèrent cette propriété ostéogénique de la moelle dans la formation du tissu osseux.

Plusieurs faits pathologiques témoignent aussi de l'ossification de cette substance, et parmi les pièces qui viennent confirmer cette assertion, celles que MM. Broca et Verneuil ont présentées à la Société de biologie, et qui se trouvent actuellement au musée Dupuytren, sont fort remarquables.

Mais, jusqu'à ces derniers temps, personne n'ayant encore isolé la propriété ostéogénique de la moelle, malgré les nombreux faits que l'on présentait à l'appui de cette opinion, ceux qui refusaient à cette substance la propriété de faire de l'os, pouvaient toujours rapporter au périoste ou à l'os lui-même ces ossifications du canal médullaire ou sous-périostées.

C'est en 1866 que M. Goujon, dans sa thèse inaugurale, intitulée : *Études sur quelques points de physiologie et d'anatomie pathologique,* présenta un fait d'ossification de la moelle à la suite d'une transplantation. Ce fait venait mettre hors de doute la propriété ostéogénique de la moelle et donner à la théorie de H. Muller et de M. Ranvier un nouveau moyen de s'affirmer. Suivant H. Muller, les éléments de la moelle formaient les ostéo-plastes, et selon M. Ranvier, la couche de blastème sous-périostique que M. Ollier transplantait était uniquement constituée par des éléments médullaires. M. Goujon ve-nait donc confirmer expérimentalement les recherches de H. Muller et de M. Ranvier, en démontrant que la moelle transplantée s'ossifiait. MM. Ollier et Christot avaient déjà pratiqué ces expériences sans obtenir aucun résultat positif.

Voici le fait de M. Goujon :

« Le 10 mars 1865, je résèque, dit M. Goujon, à deux lapins, 3 centimètres de la diaphyse du fémur dans le but d'étudier les productions nouvelles qui pouvaient se former à chaque extrémité des os réséqués. Comme on le sait, le canal osseux est parfaitement uni et ne présente aucune des aspérités ou lamelles osseuses que l'on trouve chez quelques espèces animales. Aussi, après avoir brisé l'os enlevé, on a un petit cylindre de moelle rouge, par-faitement homogène et assez résistante. A l'un des deux lapins je place le morceau de moelle sous la peau, à l'autre dans la profondeur des muscles de la cuisse : ces deux animaux, placés dans les mêmes conditions et assez bien nourris, se rétablirent promptement et furent sacri-fiés le 5 juillet, trois mois après l'expérience. Voici ce qu'ils présentaient alors :

« Chez celui qui a reçu la moelle dans les muscles, on

ent sous la peau une petite tumeur résistante et peu mobile ; enlevée immédiatement, on la trouve constituée par deux parties très-distinctes : l'une, celle qui adhérait aux muscles, est composée de six petites lamelles d'os se touchant toutes par un de leur côté et formant ainsi un petit canal hexagonal de 1 centimètre de long et dans lequel se trouve de la moelle encore rouge ; l'autre partie de la petite tumeur, celle qui est directement en rapport avec la peau, est constituée par de la moelle à l'état graisseux et rappelant assez exactement celle des vieillards. »

M. Goujon dit, à propos de cette expérience, quelques mots sur la propriété ostéogénique de la couche de blastème sous-périostique. Il pense que cette couche est composée de moelle : « Selon M. Robin, dit-il, elle est formée de médullocelles régulièrement disposées, » et c'est à ces médullocelles qu'il attribue la propriété de faire de l'os. Il s'appuie, pour défendre cette opinion, sur l'anatomie comparée démontrant la présence de médullocelles sous le périoste interne du canal médullaire des oiseaux.

Tout dernièrement, M. Goujon vient de présenter à l'Institut un mémoire dans lequel il cite de nouveaux cas d'ossification de moelle transplantée.

M. Philipeaux a eu la bonté de mettre à notre disposition une magnifique collection de greffes de moelle, de périoste, de dure-mère, de couche ostéogène, (1 . Nous représentons à la fin de ce travail quelques-uns de ses résultats. Cet expérimentateur a obtenu une vingtaine d'ossifications à la suite de transplantations de moelle.

Il se sert, en général, de moelle de lapins jeunes, qu'il

(1) Voyez planche II, figures 3, 4, 6, 7.

introduit sous la peau d'animaux de même espèce. C'est
ordinairement au bout de quinze à dix huit jours qu'il vé-
rifie ces transplantations. Plus tard, pense-t-il, les os hétérotopiques ont une tendance à la résorption. Il a constaté,
dans certains cas, la formation de cartilage.

Nous dirons, que cet éminent physiologiste, dont les expé
riences sur l'ostéogénie sont très nombreuses et très variées,
croit lui aussi que le périoste n'a pas de propriété ostéogénique spéciale et qu'il ne fait que favoriser par sa structure vasculaire le développement des éléments de la couche ostéogène qu'il considère comme constituée par les
cellules de la moelle.

Nous avons pratiqué nous même quelques transplantations de moelle fœtale. Qu'on nous permette de citer nos
expériences.

Dans les premières, nous nous servions de moelle de
chien naissant que nous placions sous la peau des poulets : nos résultats ont été négatifs. On sait du reste que
des transplantations sur des animaux d'espèce différente
ne réussissent presque jamais.

Disons en passant, que nos transplantations de moelle
étaient toujours pratiquées en même temps que des transplantations de cartilage muqueux. Nous avions l'intention
d'étudier comparativement le rôle physiologique de ces
deux substances.

C'est la matière contenue dans les cavités vertébrales
que certains auteurs (Kœlliker) considèrent comme du
cartilage muqueux, et d'autres (M. Robin), comme des
débris de la notocorde qui servait à ces dernières expériences. Nous devons ajouter aussi, que dans les transplantations de cette substance nos résultats ont toujours été

négatifs; elle se résorbait au bout de peu de jours. Nous avons pu constater, en évidant les cavités vertébrales, sur des animaux de différents âges, que cette substance était en moins grande quantité au moment de la naissance, qu'un mois plus tard, par exemple, ce qui tendrait à démontrer qu'elle est susceptible de s'accroître.

Mais revenons à nos transplantations de moelle. Nous allons citer un résultat positif que nous avons obtenu nous-même et qui vient s'ajouter encore à ceux de MM. Goujon et Philipeaux.

Expérience XXXIX.

Le 10 avril, sous la peau de l'aine droite, d'un chien agé de un an, nous transplantâmes de la moelle recueillie dans la partie moyenne des os longs d'un jeune chien de un mois environ. Cette moelle fut étendue sous la peau et la plaie réunie par un point de suture.

Douze jours après, l'animal sacrifié, nous examinâmes le lieu de la transplantation : la plaie était complétement cicatrisée. A droite de la ligne cicatricielle, dans le lieu même où nous avions transplanté la moelle, existait un noyau dur, ossiforme, un peu plus gros qu'un pois. Nous disséquâmes le lambeau de peau qui le recouvrait : il paraissait adhérent à la face profonde de ce lambeau et était recouvert par des tractus cellulaires, qui semblaient le diviser en trois parties, (voyez pl. II, fig. 5), mais il ne formait en réalité qu'une seule masse. L'examen microscopique nous démontra que cette masse était constituée par de l'os ayant une structure identique avec celle du tissu osseux normal. On y trouvait des aréoles médullaires remplies de moelle fœtale; mais il n'y existait aucune trace de cartilage.

M. Ollier pense, avec raison, que ses résultats négatifs tiennent à l'examen trop éloigné de ses transplantations. Il ajoute même que dans ses expériences la peau qui recouvrait les portions de moelle transplantées prenait, au bout de quelques jours, une consistance cartilagineuse.

De tous ces faits, il semble résulter que la moelle a une propriété ostéogénique parfaitement évidente et isolable, comme l'avait soupçonné Troja et beaucoup d'autres après lui; que cette propriété est aussi démontrée que celle du périoste, puisque M. Philipeaux a obtenu une vingtaine d'ossifications de cette substance. La condition de réussite semble résider dans l'observation de ces deux règles: 1° transplanter *de la moelle fœtale* sur des animaux de même espèce; 2° examiner les transplantations quinze à vingt jours environ après l'expérience et quelquefois même plus tôt; car plus tard, les os hétérotopiques ont une tendance à se résorber.

Et maintenant, si nous considérons les études récentes de H. Muller et de M. Ranvier, sur l'ossification par la moelle, les recherches des histologistes et des expérimentateurs sur la constitution anatomique et sur les propriétés physiologiques de la couche ostéogène; si nous rapprochons de tout cela les faits pathologiques d'ossification de la moelle, les expériences de Troja, de Flourens, de MM. Ollier et Sédillot, et celles plus concluantes de MM. Goujon et Philipeaux; si nous considérons la facilité avec laquelle la moelle fœtale transplantée s'ossifie; nous serons convaincus que la *couche ostéogène*, formée d'éléments médullaires, ne possède que la propriété ostéogénique propre à la moelle, et que le périoste en tant que membrane fibro-vasculaire, n'a aucune propriété ostéogénique spéciale;

Que dans toute régénération osseuse, c'est surtout la moelle qui préside à la formation du nouveau tissu, le périoste n'ayant d'autre action que de servir par son appareil vasculaire à la nutrition des éléments cellulaires de la moelle et par cela même à favoriser la manifestation de cette propriété ostéogénique qui ne réside que dans l'élément du système osseux.

On ne peut donc, après cela, donner au périoste une propriété qui appartient à la moelle. Que ceux qui conservent des doutes sur la nature médullaire des éléments de la *couche ostéogène*, attribuent encore au périoste une propriété ostéogénique et considèrent cette couche comme faisant partie constituante de cette membrane. Mais que ceux qui pensent, et nous nous rangeons de leur côté, que cette couche est constituée par la moelle n'y voient que la propriété ostéogénique, propre aux éléments médullaires, et considèrent, avec M. Ranvier, l'os comme baignant dans une atmosphère de moelle, ensemble ostéo-médullaire recouvert par une membrane fibro-vasculaire: le périoste.

CHAPITRE V.

ÉTUDE COMPARATIVE DE LA NATURE DES ÉLÉMENTS QUI COMPOSENT LA COUCHE CHONDROGÈNE ET LA COUCHE OSTÉOGÈNE.

Voyons maintenant en étudiant la nature intime des éléments cellulaires qui composent la couche chondrogène d'où naissent les cellules régénératrices qui produisent le cartilage et la couche ostéogène d'où naissent celles qui forment l'os, si nous ne trouverons pas une différence qui nous permettra de faire résider dans la nature des éléments eux-mêmes cette *spécificité relative* du périoste et du périchondre que nous démontre l'expérience. Il s'agit d'examiner si les éléments de la couche ostéogène sont de la même espèce que ceux de la couche chondrogène, en d'autres termes si les éléments de la moelle sont de la même espèce que ceux du cartilage. Lorsque nous aurons démontré ce fait, il sera rationnel d'en déduire que les éléments qui naissent des cellules du cartilage ou de la moelle sont identiques. Nous nous verrons donc forcé de chercher, dans les deux autres couches du périoste et du périchondre, la cause de cette spécificité sous l'influence de laquelle il se formerait avec les mêmes éléments, de l'os d'un côté et du cartilage de l'autre.

La nature des cellules qui composent le cartilage semble, selon nous, la même que celle des cellules qni constituent la moelle. Il n'existe, croyons-nous, entre elles, qu'une différence; c'est celle que nous observons entre tout descendant et l'être qui lui a donné naissance : la nature des deux êtres est la même, mais l'être le plus ancien possède des propriétés qui résultent de son développement, tandis que l'être nouveau n'est que susceptible de les acquérir, mais ne les possède pas encore. Autrement dit, la cellule de la moelle, être jeune, engendré par la cellule de cartilage, est susceptible de devenir semblable à l'élément générateur, c'est-à-dire *cellule chondrogène,* mais n'a pas encore les propriétés de la cellule mère.

Ɔ H. Muller et M. Ranvier nous ont fait voir, en effet, comment les cellules de cartilage donnent naissance aux cellules de la moelle fœtale, en se débarrassant de leurs capsules pour devenir libres et proliférer; d'autre part, de nombreux faits prouvent que la cellule de moelle peut devenir cellule de cartilage dans certaines conditions. Les transplantations de moelle, par exemple, observées par M. Philipeaux, celles de périoste de M. Ollier, dans lesquelles ces expérimentateurs signalent la présence de cartilage, les cas de fractures simples où il se forme dans le canal médullaire et sous le périoste un cal cartilagineux, *cal provisoire* de Dupuytren; tous ces faits dis-je nous démontrent suffisamment que la moelle peut devenir cartilage et par conséquent que la cellule jeune qui constitue la moelle fœtale descendant de la cellule de cartilage, peut acquérir les propriétés de l'être qui lui a donné naissance et devenir elle-même *chondrogène*.

Ce fait important tend à démontrer que la nature de la cellule de la moelle est la même que celle de la cellule du cartilage, qu'il n'existe entre ces deux éléments qu'une différence d'âge qui, sans changer leur nature, change leurs propriétés.

Un autre fait qui tend aussi vers le même but, est celui qui résulte de l'étude du processus de nos régénérations sous-périchondro-périostées: nous avons vu, en effet, que les cellules naissant de la couche chondrogène ou de la couche ostéogène passaient également par l'état cartilagineux. Les unes cependant viennent des cellules de cartilage, les autres de celles de la moelle. Il semble donc naturel de croire que des cellules, qui donnent naissance à des êtres semblables et possédant les mêmes propriétés, sont de même nature.

Nous venons de dire que, selon nous, il n'y aurait entre la cellule de la moelle et la cellule du cartilage, qu'une différence d'âge d'où résulteraient des propriétés différentes.

Cette proposition paraîtra acceptable, si l'on se rappelle les faits dans lesquels nous avons obtenu des masses de cartilage régénéré, qui, après cinq mois, ne présentaient aucune trace d'ossification ou de calcification, tandis que les cartilages costaux anciens, laissés intacts, étaient généralement ossifiés ou calcifiés. Ces faits nous conduisent comme nous l'avons déjà exprimé, à conclure que l'âge des cellules est pour beaucoup dans les différents états du système osseux.

En présence de toutes ces considérations, nous nous croyons autorisé à supposer que l'élément médullaire, celui du chondroplaste, celui de l'ostéoplaste, ont la même nature, et que la formation de ces différentes substances fondamentales, qui constituent les tissus médullaire, cartilagineux, osseux, tient à des propriétés résultant du degré d'ancienneté des éléments.

Mais ce n'est pas seulement l'âge qui influe sur l'apparition de ces propriétés, et par conséquent sur la transformation des tissus. Il est une autre condition qui tend au même but; c'est la nutrition plus ou moins abondante des éléments.

Si nous considérons le développement du tissu osseux aux dépens du cartilage embryonnaire, le premier fait qui nous frappe, est la prolifération extrèmement active des éléments cellulaires. Ce signe certain d'une nutrition plus abondante coïncide avec la formation des vaisseaux. Ce n'est en effet, que lorsque les vaisseaux se sont développés dans le tissu cartilagineux, que l'ossification a lieu ; ce n'est que lorsque des liquides nutritifs arrivent en plus grande abondance, que la transformation du cartilage se produit ; d'où l'on peut déduire légitimement, que ce passage du tissu cartilagineux en tissu osseux est sous la dépendance directe de la nutrition, c'est-à-dire d'un apport plus considérable de matériaux.

Une autre preuve, non plus philosophique comme la première, mais émanant directement de nos expériences, nous permettra d'être encore plus affirmatif.

Dans plusieurs de nos résections, nous avons vu les bouts cartilagineux qui attenaient à la partie enlevée, ne plus conserver leur état primitif ; de cartilagineux, ils étaient passés à l'état osseux. Cette transformation ne pouvait être due, en effet, qu'à l'irritation même dont ils avaient été l'objet. Et si nous traduisons le mot irritation, par le fait physiologique qui en est la conséquence, prolifération et augmentation de nutrition des parties, nous voyons que là encore, c'est à une nutrition plus grande qu'est due l'ossification.

Le même phénomène se passe dans les fractures de cartilage chez les vieillards : une irritation est produite dans ce cartilage ; dès lors, se manifestent les phénomènes de l'irritation, et comme les éléments cellulaires sont arrivés à un âge avancé, ils ont une tendance presque inévitable à s'ossifier. Ces deux conditions, augmentation de nutrition et vieillesse des éléments cellulaires, sont ici indispensables ; car, si nous examinons ce qui se passe au contraire chez les jeunes sujets, nous ne voyons plus un cal osseux, mais bien un cal fibro-cartilagineux. Dans les deux cas, il y a bien une irritation identique, mais les cellules jeunes persistent, dans leur état primitif, tandis que les cellules plus âgées aboutissent à un état encore plus avancé de décrépitude (1).

Une dernière preuve enfin nous est fournie par l'anatomie normale, et nous l'avons déjà signalée en traitant de l'anatomie comparative du périoste et du périchondre. Nous avons vu quelle différence énorme existait entre ces deux membranes, au point de vue de leur vascularisation : peu de vaisseaux dans le périchondre, tandis que le périoste injecté semble disparaître sous la richesse de sa couleur.

Cette preuve nous semble péremptoire et nous autorise à conclure qu'une nutrition plus active est indispensable pour qu'il y ait formation du tissu osseux.

Nous voyons donc, en résumé, que dans l'ossification deux conditions semblent exister : d'une part, une activité nutritive des éléments; d'autre part, un certain degré dans l'évolution de l'élément cellulaire.

Ces deux conditions se combinent, en quelque sorte, pour produire l'ossification. L'une pourrait jusqu'à un certain point rendre l'autre moins indispensable : par exemple, la nutrition abondante d'un tissu embryonnaire comme la moelle rend son ossification très-rapide sans que les éléments comptent déjà une longue existence.

(1) Nous donnons à la fin de ce travail un exemple de consolidation osseuse d'un cartilage fracturé. (Voir pl. I, fig. 1). Cette pièce qui nous a été communiquée par M. Liouville, interne distingué des hopitaux, a été recueillie sur un vieillard agé d'environ 70 ans et qui est mort à l'hopital de Bicêtre.

Ne pouvons-nous pas, après cela, dire que c'est dans une nutrition plus grande du côté du périoste que du côté du périchondre que réside la cause de la *spécificité relative* de ces deux membranes? Dans les cas de résections sous périchondriques, les éléments naissants de la couche chondrogène identiques à ceux qui naissent de la couche ostéogène, sont peu nourris et ne subissent pas la transformation osseuse, tandis que dans les résections sous-périostées la nutrition plus grande des éléments embryonnaires, en favorisant leur évolution, provoque plus rapidement leur ossification.

Il semble donc que l'ossification soit due à une nutrition plus active de l'élément cellulaire, tandis que la permanence du cartilage serait l'effet d'une *nutrition plus modérée.*

Et maintenant, si nous considérons les cartilages permanents des surfaces articulaires, ne pourrait-on pas trouver, dans les pressions et les frottements que subissent ces surfaces la cause de cette nutrition modérée qui favoriserait la permanence de ces cartilages? Ne sait-on pas, comme l'a démontré M. Sappey, que les points les plus épais du cartilage d'encroûtement sont ceux qui subissent une plus forte pression?

Cette explication serait en rapport avec ce que nous démontre l'étude de leur vascularisation depuis la naissance jusqu'à l'âge adulte. Dans les premiers temps de la vie, en effet, les cartilages épiphysaires possèdent des vaisseaux dans toute leur épaisseur et il n'existe aucune différence qui permette de distinguer les portions qui doivent s'ossifier de celles qui doivent persister. Ce n'est que plus tard, à mesure que l'ossification envahit l'épiphyse, que l'on aperçoit une couche épaisse qui représente le cartilage d'encroûtement. Cette couche présente à ce moment une zone superficielle privée complétement de vaisseaux, tandis que l'on en rencontre encore dans la portion qui se rapproche de l'os. Dans l'âge adulte, le cartilage d'encroûtement a diminué de plus en plus d'épaisseur ; toutes les parties qui le constituent, sont entièrement privées de vaisseaux et la couche la plus superficielle des cellules est aplatie dans le sens de la surface articulaire, signe probable des pressions qu'elles supportent. La formation de cette couche permanente serait, dans notre hypothèse, due à deux causes :

1° L'accroissement dans tous les sens de la substance cartilagineuse de l'épiphyse ;

2° L'effet des pressions se transmettant, vu l'élasticité de cette substance dans une certaine épaisseur de la masse épiphysaire, qui, outre qu'elles détermineraient une arrivée moins facile des liquides plasmatiques aux éléments, empêcheraient la formation de vaisseaux dans cette couche.

La permanence des cartilages costaux semble se produire sous cette même influence d'une nutrition moins active. Outre que leur enveloppe périchondrique est peu vasculaire, leur vascularisation semble diminuée à mesure qu'on s'éloigne de la naissance.

D'après ce que nous avons exposé dans ce chapitre, nous considérerons tous les éléments du système osseux comme de même nature, soit qu'ils naissent de la cellule embryonnaire qui précède la formation des parties solides du squelette, soit qu'ils naissent des cellules des chondroplastes, et, ce qui est plus rare, des cellules des ostéoplastes. Dans tous ces cas, l'élément jeune grandit comme tout être vivant et passe par différentes phases qui se manifestent à nous par la formation de ces substances fondamentales différentes, au point de vue de leur aspect et de leur composition chimique, substances qui, tout en changeant la constitution anatomique du tissu, ne changent pas la nature de ses éléments. La cellule jeune, en traversant toutes ces phases, semble acquérir des propriétés qu'elle exerce sur les milieux qui l'environnent. C'est ainsi que de l'état embryonnaire passant à l'état chondrogène, elle produira autour d'elle cette substance spéciale la cartilageïne. Plus tard, elle acquerra de nouvelles propriétés dont le résultat sera la formation de l'osséine, le dépôt de sels calcaires et la constitution du tissu osseux proprement dit.

Pendant toute la période de son développement, cette cellule plus ou moins nourrie prolifère plus ou moins abondamment, et cette activité prolifératrice semble coïn·cider avec les métamorphoses du tissu. C'est ainsi que dans le cartilage, la formation de la moelle fœtale qui n'est que le résultat d'une prolifération très-abondante des éléments cellulaires, coïncide avec l'ossification de cette substance. Ces deux phénomènes, prolifération et ossification, semblent donc dus à la même cause : une augmentation de la nutrition dans le tissu, résultat dans ce cas de la formation des vaisseaux. Mais ici, l'évolution de la cellule plus nourrie, présentera des différences dans sa durée, dans sa forme, qui constituent ce qu'on a appelé l'ossification par la moelle.

Quoique ce mode de développement de la cellule soit le plus répandu dans la formation des os, nous ne croyons pas devoir le considérer comme le type du développement cellulaire.

Faisant abstraction de ces conditions nutritives qui viennent compliquer le problème de l'ossification en accélérant l'évolution des éléments, nous diviserons la vie de la cellule en quatre périodes qui représentront pour nous le processus type de l'ossification :

       1° Une période embryonnaire;

       2° Une période chondrogène;

       3° Une période ostéogène;

       4° Une période extrème, caractérisée, par la fixité de l'élément dans l'ostéoplaste.

Cette dernière période sera pour nous l'âge terminal de la vie de la cellule, sa vieillesse. Et la stérilité qui chez tout être vivant semble un des caractères de cet état, se retrouve dans la cellule à cet âge. Aussi, ne voyons-nous pas, pendant le développement du système osseux, les cellules contenues dans les ostéoplastes donner naissance à de nouveaux éléments, tandis que, dans l'état embryonnaire, chondrogène, ostéogène, la cellule est susceptible de proliférer, et tous les êtres qui en naissent, sont de même espèce que la cellule mère; il n'existe, comme nous l'avons déjà fait observer, entre la mère et le descendant qu'une différence d'âge qui, sans changer la nature des éléments, en change les propriétés.

Il est d'autres tissus, tissu cellulaire et fibreux, qui semblent avoir avec ceux du système osseux certains rapprochements. D'abord, ils sont comme eux susceptibles de s'ossifier ; ensuite, ils partagent avec les os une propriété chimique identique, celle de donner par l'ébullition de la gélatine. Tous ces tissus *gélatinogènes* semblent devoir être placés par les physiologistes dans la même classe.

En dehors d'eux, il paraît impossible de trouver une ossification soit normale, soit pathologique. Quant à nous, nous ne connaissons aucun exemple de cellules musculaires, épithéliales ou nerveuses devenues ostéoplastes. Il semble que ces tissus aient seuls cette prédisposition ostéogénique.

Expliquer cette propriété serait vouloir entrer dans des considérations trop générales et en dehors de notre sujet. Tout ce que l'on pourrait soupçonner c'est une communauté d'origine, propre à ces tissus *gélatinogènes* une sorte d'identité de nature de leurs éléments cellulaires.

On sait que certains histologistes ont admis que la cellule embryonnaire était la même pour tous les tissus. Il nous répugne de partager cette opinion, car la cellule nerveuse et la cellule de cartilage, par exemple, exercent des propriétés si différentes que nous ne pouvons admettre qu'elles aient la même nature.

Nous ne supposerons donc une nature identique que pour les cellules de cette classe de tissus *gélatinogènes* dont nous venons de parler, quoique nous n'ignorons pas cependant les objections qu'on ne manquerait pas de nous faire si nous affirmions cette identité, même pour la classe restreinte de ces tissus. Comment expliquer, en effet, que là il va se former avec la même cellule, soit de l'os, soit du tissu fibreux, soit du tissu cellulaire? Ce qui nous paraît à peu près certain, c'est qu'une substance fondamentale, exactement la même au point de vue de sa constitution moléculaire, résulte de l'action des éléments cellulaires de ces différents tissus. C'est cette substance qui, par l'ébullition donne de la gélatine.

Peut-être y aurait-t il ici quelque chose d'analogue ce que l'on rencontre dans le règne inorganisé, où certains corps, identiques au point de vue de leur constitution moléculaire, prennent cependant différents aspects. Le carbone nous en offre un exemple.

Tous ces faits, croyons-nous, sont pour le moment inexplicables, et nous ne pouvons que les constater.

CHAPITRE VI.

CONCLUSIONS.

Dans toute question, les faits et les conclusions qui en découlent immédiatement ont seuls une valeur absolue. Quant aux interprétations moins immédiates, elles n'ont pour but que de guider ceux qui continuent l'étude de la question que l'on traite. Aussi nos conclusions seront celles qui résultent nécessairement des faits que nous avons observés. Nous n'avons d'autres prétentions dans ce chapitre que de rappeler nos recherches. Quant aux opinions auxquelles elles nous ont conduit, nous ne les considérons nous même que comme de simples hypothèses, que nous avons essayé, il est vrai, de baser sur des faits, mais auxquelles, nous n'attachons pas plus de valeur qu'elles n'en méritent.

1° Nous avons, dans une première série d'expérience, vérifié le fait annoncé par M. Legros en 1867 : à savoir que le tissu cartilagineux est susceptible de se régénérer à la suite de sections.

2° Dans une seconde série, nous avons étudié comparativement le rôle du périchondre et des bouts cartilagineux dans la régénération des cartilages, et nous avons montré que des cartilages réséqués dans une très - grande étendue, se régénéraient en totalité, pourvu que l'on conservât le périchondre. Que l'action des surfaces de section était presque nulle dans ces régénérations et que le périchondre en faisait seul les frais.

3° Dans une troisième série de faits, nous avons étudié le rôle comparatif du périoste et du périchondre en faisant des résections sous-périchondro-périostées, et nous avons démontré une *spécificité relative* entre ces deux membranes, en vertu de laquelle l'os se forme au niveau du périoste, tandis que le cartilage persiste au niveau du périchondre.

4° Nous avons essayé de nous rendre compte par une différence anatomique dans ces deux membranes, de cette *spécificité relative ;*

5° Nous avons étudié la couche profonde du périoste, à laquelle on a attribué la propriété ostéogénique de cette membrane ; puis, ayant démontré que cette couche était formée par la moelle, et que la moelle possédait elle même une propriété ostéogénique, nous en avons conclu que la couche ostéogène n'avait d'autre fonction que celle de la moelle et que le périoste n'a par lui-même aucune propriété ostéogénique spéciale.

Que la propriété ostéogénique ne réside que dans l'élément du système osseux.

6° Nous avons décrit sous le périchondre une couche *chondrogène*, de laquelle partent les cellules régénératrices . et faisant partie du cartilage, comme la couche *ostécgène* fait elle-même partie de la moelle.

7° Nous avons essayé de démontrer que les cellules naissantes de ces deux couches sont identiques; que les éléments du système osseux n'ont d'autre différence physiologique que celle qui résulterait de leur ancienneté ou des conditions de nutrition auxquelles ils seraient soumis.

C'est par l'âge, avons-nous dit, que l'élément acquiert des propriétés en vertu desquelles se forment ces différentes substances fondamentales du système osseux.

La vie de l'élément se diviserait, selon nous, en quatre périodes ou phases, qui représenteraient *l'évolution type* de l'élément :

1° Période embryonnaire ;

2° Période chondrogène ;

3° Période ostéogène ;

4° Période terminale, fixation de l'élément dans l'ostéoplaste.

Ce serait dans cet élément, à sa *période ostéogène*, que résiderait la propriété ostéogénique. Toute nutrition abondante augmenterait la rapidité de son évolution et favoriserait la manifestation de cette propriété. Toute nutrition modérée, au contraire, serait une condition favorable à la formation du cartilage et à sa persistance à l'état cartilagineux.

Ce serait dans la propriété. nutritive différente du périchondre et du périoste que résiderait la cause de leur *spécificité relative*. Cette propriété différente s'expliquerait par l'existence d'un appareil vasculaire, plus riche du côté du périoste, qui permettrait aux éléments de la moelle sous-périostique d'arriver plus facilement et plus rapidement à leur période ostéogène.

Néanmoins, le périoste en raison de son appareil vasculaire spécial, serait plus propre au maintien de la substance osseuse formée à sa face profonde, tandis que les os venant des transplantations de moelle sous la peau, privés de cet appareil nutritif se résorberaient rapidement.

Nous poserons en terminant une question que nous nous proposons d'examiner plus tard expérimentalement. Nous pensons que si cette question était résolue dans un sens positif, elle fournirait une preuve convaincante de l'identité de nature des éléments du système osseux.

La moelle, composée d'éléments jeunes du système osseux, placée dans des conditions différentes de nutrition, produirait-elle de l'os ou du cartilage, suivant que la nutrition serait plus ou moins abondante ?

Cette question pourrait se résoudre, croyons-nous, au moyen de tsansplantations de moëlle fœtale sous la peau où la nutrition est très-active, et d'un autre coté dans les tendons où elle semble être plus modérée.

Qu'on nous permette en terminant d'ajouter quelques mots, 1° sur la nature des cartilages costaux et des côtes sur lesquels nous avons généralement expérimenté, 2° sur le parti que l'on pourrait tirer, au point de vue de ses applications chirurgicales, des fonctions du périchondre dans la régénération des cartilages.

A. Si nous rapprochons les faits d'ossification des cartilages costaux à la suite de fracture chez les vieillards, des faits d'ossification ou de calcification de ces cartilages dans un âge avancé et sans cause irritante appréciable ; si, d'un autre côté, nous servant de l'anatomie comparée, nous considérons que les cartilages costaux s'ossifient à l'état normal chez les chevaux, les chiens et d'autres animaux ; nous envisagerons les cartilages costaux comme de vrais cartilages épiphysaires et nous les enlèverons à la classe des cartilages permanents.

Du reste, si en anatomie il existe une permanence absolue des cartilages, en physiologie cette permanence n'est que relative. Nous croyons que tous les cartilages sont susceptibles de s'ossifier, soit par l'effet de l'âge, soit par l'effet d'une augmentation de nutrition. A ce point de vue général, il n'existe pas de permanence réelle, et tous les cartilages sont d'ossification. C'est donc d'abord parce que les cartilages costaux s'ossifient normalement chez certains animaux, que nous les rangerons parmi les cartilages d'ossification.

Deux faits semblent encore venir confirmer notre assertion et nous faire en même temps considérer les côtes comme des os longs.

1_0 C'est qu'il semble exister un point d'ossification dans les cartilages costaux. Chez les chiens, en effet, l'ossification de ces cartilages paraît débuter à l'extrémité sternale et se diriger vers le bout de la côte ; en coupant par rondelles ces cartilages en voie d'ossification, nous avons pu constater qu'il existait dans les rondelles les plus rapprochées de l'articulation chondro-sternale un noyau osseux beaucoup plus volumineux ; ce noyau diminuait de volume et disparaissait complétement à mesure que l'on se rapprochait de l'articulation chondro-costale.

2° On trouve de plus à l'extrémité costale un vrai cartilage de conjugaison : il existe, en effet en ce point une zone rivulée absolument semblable à celle que l'on rencontre dans les cartilages de conjugaison des os longs et se dirigeant comme elle vers l'os pour servir à l'accroissement de la côte en longueur.

Il semble donc résulter de ces faits que les cartilages costaux doivent être considérés comme des cartilages épiphysaires et les côtes comme des os longs.

B. Bien que nous ne nous fassions pas illusion sur l'application chirurgicale des propriétés du périchondre dans la régénération des cartilages ; il semble cependant qu'on pourrait utiliser ces propriétés dans les résections des cartilages costaux à la suite de certaines affections. Il sera bon dans ces cas de conserver le périchondre : outre la régénération du tissu enlevé qu'on pourra espérer, les perforations de la plèvre deviendront moins faciles.

Nous ne nous étendrons pas plus longuement sur ce point et d'une façon générale, nous dirons que la conservation de cette membrane sera la règle dans les résections de ce tissu.

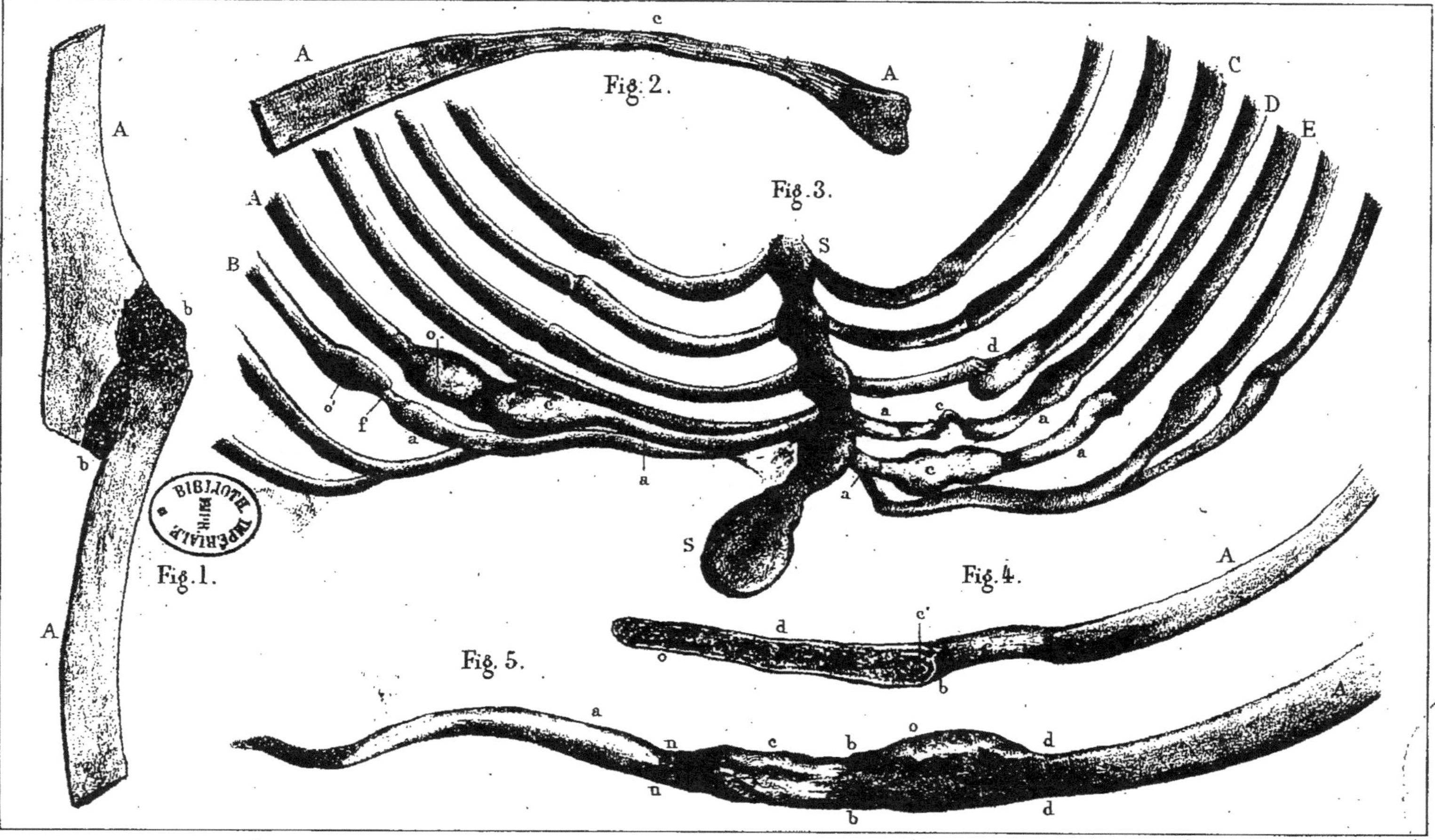

BIBLIOTH. IMPÉRIALE

Lackerbauer, lith.

Imp. Becquet, Paris

EXPLICATION DES PLANCHES

———

PLANCHE I.

FIGURE I.

Cette figure représente une fracture d'un cartilage costal, consolidée par du tissu osseux *bb*; cette pièce a été recueillie sur un vieillard âgé d'environ 70 ans, mort à Bicêtre.

A A. Cartilage ancien.

FIGURE II.

Réunion fibreuse entre les deux bouts d'un cartilage costal, réséqué sans conservation du périchondre.

A A. Cartilage ancien.
C.   Lien fibreux unissant.

FIGURE III.

Cette figure représente la portion antérieure du thorax d'un chien, sur les côtes duquel on avait pratiqué plusieurs résections. La pièce est vue par sa face pleurétique ou postérieure.
S S. Sternum.

A.   Côte sur laquelle on a pratiqué une résection sous-périchondro-périostée (expérience **xxx**).
o.   Os nouveau.
c.   Cartilage nouveau.

B.   Côte où l'on a réséqué une portion d'os et une portion de cartilage, sans conserver ni périoste ni périchondre.
o'.   Extrémité de l'os ancien, qui, ayant proliféré, comble en partie la résection.
a.   Cartilage ancien.
f.   Lien fibreux unissant l'os et le cartilage.

C. Côte sur laquelle on a pratiqué une section transversale du cartilage costal : les fragments chevauchent l'un sur l'autre.

d. Cal fibro-cartilagineux qui les réunit.

D. Autre côte où l'on a fait une résection sus-périchondrique d'un cartilage costal; lamelle de périchondre, laissée au fond de la plaie ; reproduction de cartilage à la face profonde de cette lamelle.

a a. Cartilage ancien.

c. Lamelle régénérée.

E. Résection sous-périchondrique d'un cartilage costal.

a, a. Cartilage ancien.

c. Cartilage régénéré.

FIGURE IV.

Coupe longitudinale de la partie régénérée, représentée en A , dans la figure précédente.

A. Cartilage ancien.

O. Os nouveau.

d. Point de réunion du cartilage et de l'os ancien.

b. Point de réunion du cartilage et de l'os nouveau.

c'. Petit noyau cartilagineux entouré d'os de tous côtés, et occupant une grande partie de l'épaisseur de la côte.

c. Cartilage nouveau.

Nota. Voyez la planche III, fig. 1, une préparation histologique du cartilage *c.*

FIGURE V.

Elle représente une régénération des parties enlevées à la suite d'une résection sous-périchondro-périostée (expérience xxxiv)

a. Cartilage ancien.

A. Os ancien.

n, n. Point de réunion du cartilage nouveau et de l'ancien.

c. Cartilage nouveau.

b, b. Point de réunion de l'os nouveau et de l'ancien.

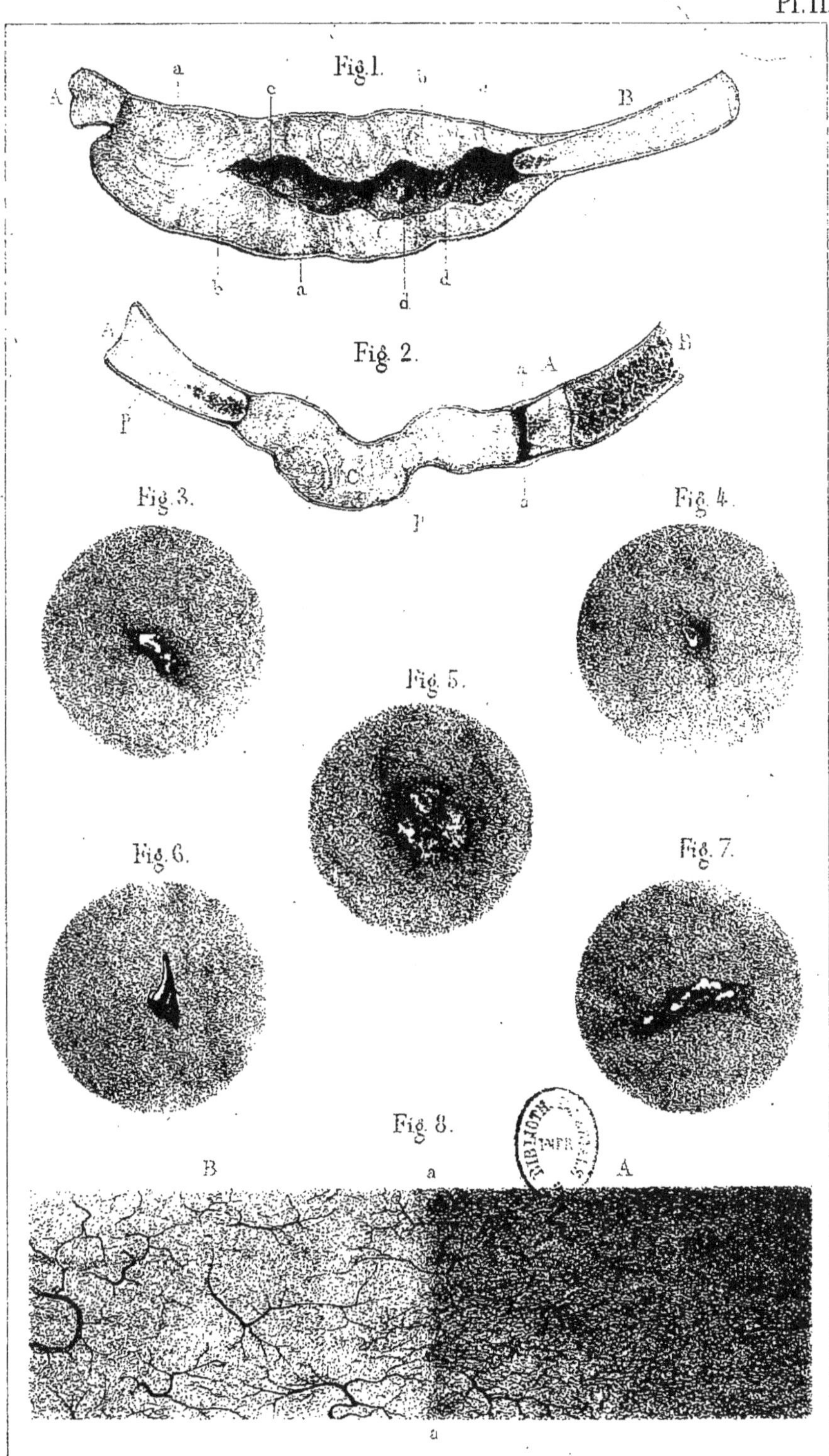
Fig. 1.
A
a
c
b
B
b
a
d
d
Fig. 2.
P
A
B
a
C
a
P
Fig. 3.
Fig. 4.
Fig. 5.
Fig. 6.
Fig. 7.
Fig. 8.
B
a
A
a

PLANCHE II.

FIGURE I.

Cette figure représente une coupe longitudinale du cartilage costal régénéré de l'expérience XXII.

A.   Bout interne du cartilage ancien.
B.   Bout externe ossifié vers son extrémité.
a.   Périchondre.
bb. Tissu cartilagineux nouveau.
cc. Cavité centrale contenant du pus.
dd. Fragments durs flottants dans la cavité purulente.
   Nota. La figure II de la planche III représente une préparation microscopique de ce tissu nouveau.

FIGURE II.

Coupe longitudinale d'un cartilage régénéré à la suite d'une résection sous-périchondrique. (Expérience XVII.)

A A. Bouts résèqués du cartilage ancien.
B.   Portion osseuse de la côte.
C.   Tissu cartilagineux régénéré.
PP. Périchondre.
aa. Espace linéaire séparant le cartilage ancien du nouveau.

FIGURE III.

Os nouveau formé par de la moelle fœtale de lapin, transplantée sous la peau d'un autre lapin.

FIGURE IV.

Nouvel os produit encore par de la moelle fœtale transplantée sous la peau d'un lapin.

FIGURE V.

Nouvel os produit sous la peau d'un chien, douze jours après une transplantation de moelle fœtale (expérience XXXIX).

FIGURE VI.

Nouvel os produit sous la peau d'un lapin, par la transplan·
tation d'un lambeau de dure ·mère.

FIGURE VII.

Os produit sous la peau d'un lapin, à la suite de la transplantation des cellules ostéogènes de la couche de blastème sous-périostique.

FIGURE VIII.

Injection comparative de périoste et de périchondre. — Ces
membranes sont vues par leur face profonde.
B. Périchondre.
A. Périoste.
a, a. Point de séparation de ces deux membranes.

PLANCHE III.

FIGURE I.

Elle représente une préparation microscopique d'un cartilage
régénéré à la suite d'une résection sous-périchondrique.
La coupe a été pratiquée dans le sens longitudinal, et comprend le périchondre.
a. Périchondre.
b. Couches de petites capsules aplaties et allongées.
c. Capsules nouvelles environnées d'une substance fondamen-
    tale fibroïde.

FIGURE II.

Préparation microscopique du cartilage régénéré de la figure I,
planche II.
AAA. Substance nouvelle fibroïde parsemée de chondroplastes
    fœtaux.

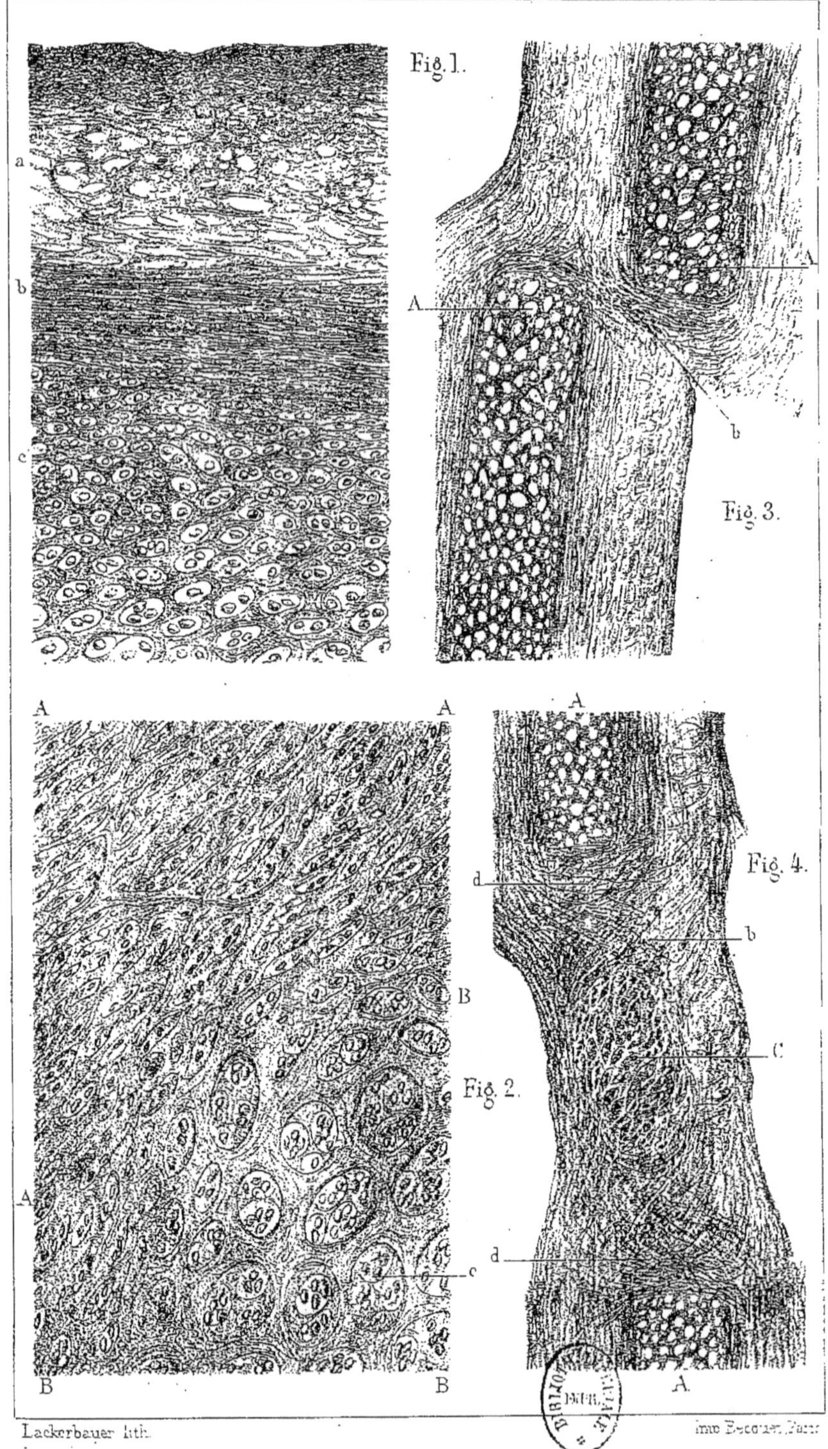

Lackerbauer lith.

Imp. Becquet, Paris

BBB. Portion d'un noyau de tissu nouveau, où les capsules sont
le siége d'une prolifération très-active.

Ce noyau était environné de toutes parts par le tissu repré-
senté en AAA.

cc. Capsules mères remplies de capsules secondaires.

FIGURE III.

Préparation d'une cicatrice d'un cartilage de l'oreille sectionné.

Les surfaces de section sont dans un plan différent; elles sont
unies par un tissu fibro-cartilagineux qui se dirige obliquement
de l'une vers l'autre.

AA. Ancien fibro-cartilage.

b. Tissu cicatriciel constitué par de petites capsules mélangées à une substance fibroïde.

FIGURE IV

Préparation microscopique d'un cartilage régénéré à la suite
de la résection sous-périchondrique d'une lamelle de cartilage
de l'oreille.

Coupe transversale de la partie régénérée au niveau de la résection.

AA. Cartilage ancien.

C b. Lamelle cartilagineuse médiane régénérée.

dd. Tissu fibreux ne contenant aucun chondroplaste et séparant entièrement le cartilage nouveau de l'ancien.

Peyraud.

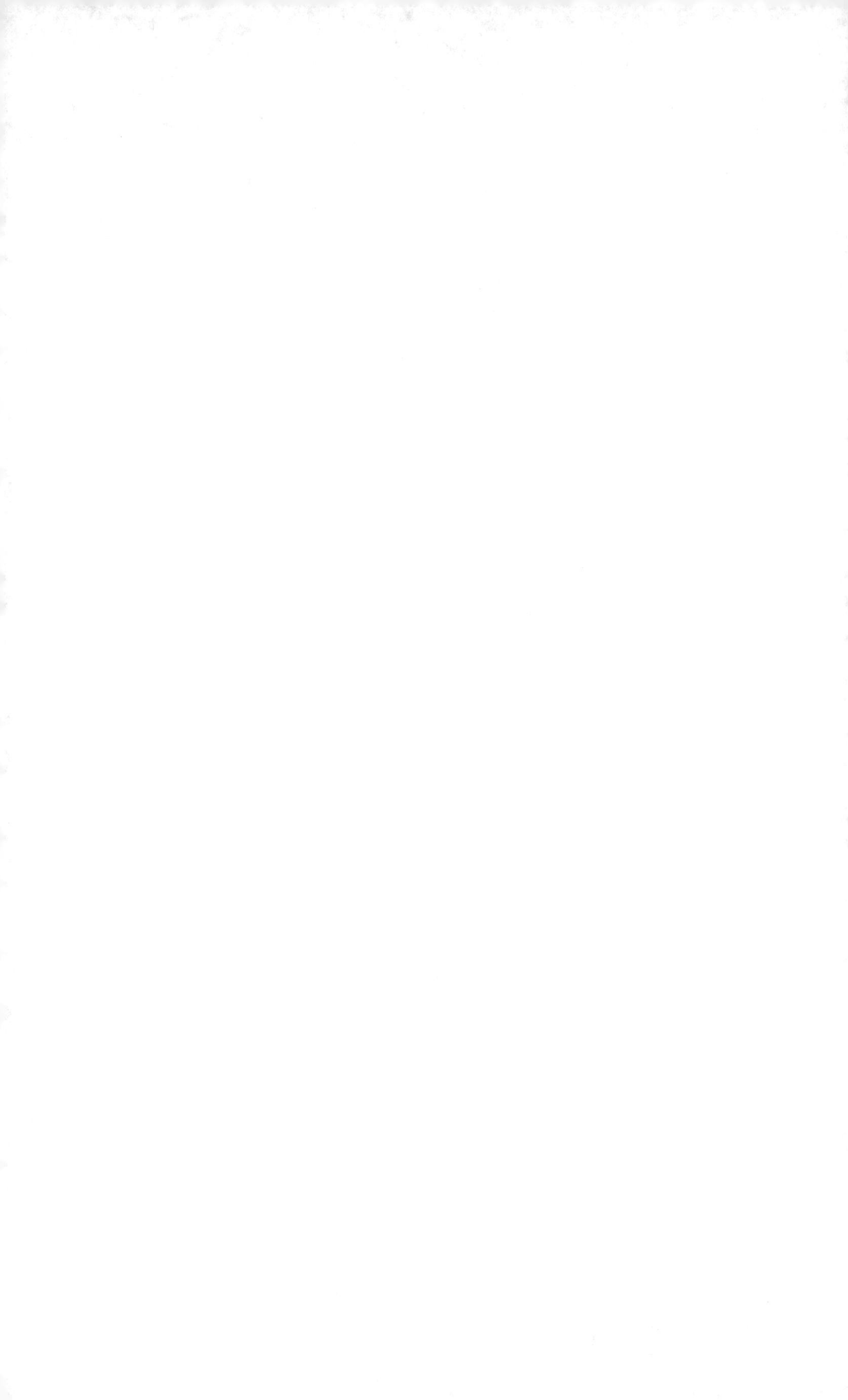

www.ingramcontent.com/pod-product-compliance
Lightning Source LLC
LaVergne TN
LVHW050057060726
842524LV00003B/806